쉼, 알아차림, 그리고 멈춤
누구나 쉽게 즐기는 명상 라이프!

현대인들의 스트레스와 긴장 이완을 위한

싱잉볼 명상

The Singing Bowl Meditation

천시아 지음

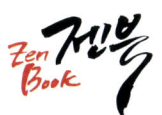

Moderns
who forgot to rest

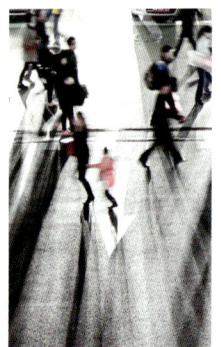

08

휴식을 잃어버린 현대인들

10 불만족병
12 생각의 병, 스트레스
14 더 이상 움직일 수 없어! 번아웃 증후군
16 세포 스트레스
18 이완의 힘
20 잠의 힐링 타임
22 성공하는 1%의 비밀

Singing Bowl,
sound of the Universe

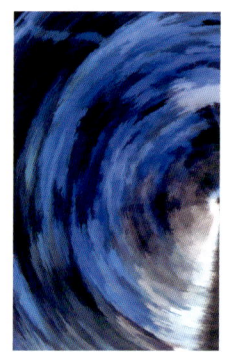

24

우주의 소리, 싱잉볼

26 싱잉볼의 역사
28 싱잉볼과 7행성
30 소리 만다라 – 사이메틱스
32 공명원리
34 차크라와 싱잉볼
38 싱잉볼의 효과
42 싱잉볼의 종류
44 싱잉볼 고르기
46 싱잉볼 연주법
48 싱잉볼 도구
50 싱잉볼 관리하기
52 오래된 싱잉볼
54 싱잉볼과 음식

The Singing Bowl
Meditation

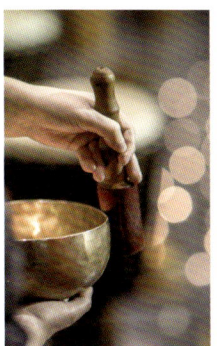

56

싱잉볼 명상

58 싱잉볼 명상이란?
60 자세로부터의 해방
62 집중하기와 알아차리기
64 생각을 다스리는 명상의 힘
66 싱잉볼과 뇌파
68 세타파의 힘, 제로 의식 상태
70 명상의 힐링 메커니즘
72 싱잉볼 명상 중 일어날 수 있는 현상
74 명상공간 꾸미기
76 싱잉볼 명상 준비하기
78 소리와 친밀해지기
80 싱잉볼 명상 시작하기
84 완전한 침묵
86 싱잉볼 명상 함께 즐기기

Guideline
for relaxed life

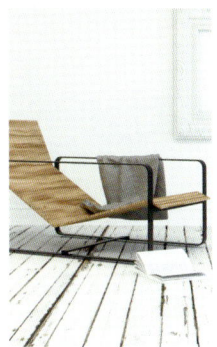

96

이완적 삶을 위한 지침

98 명상을 생활화 하라
100 나를 허용하라
102 나의 몸을 열심히 쉬게 하라
104 하루의 마무리는 반신욕
106 무위자연, 스스로 돌아가는 자연의 힘

부록

108 싱잉볼을 전문 커뮤니티
109 싱잉볼 음악

저는 영성 상담가이며,
힐러, 명상가, 작가,
싱잉볼 연주가입니다.

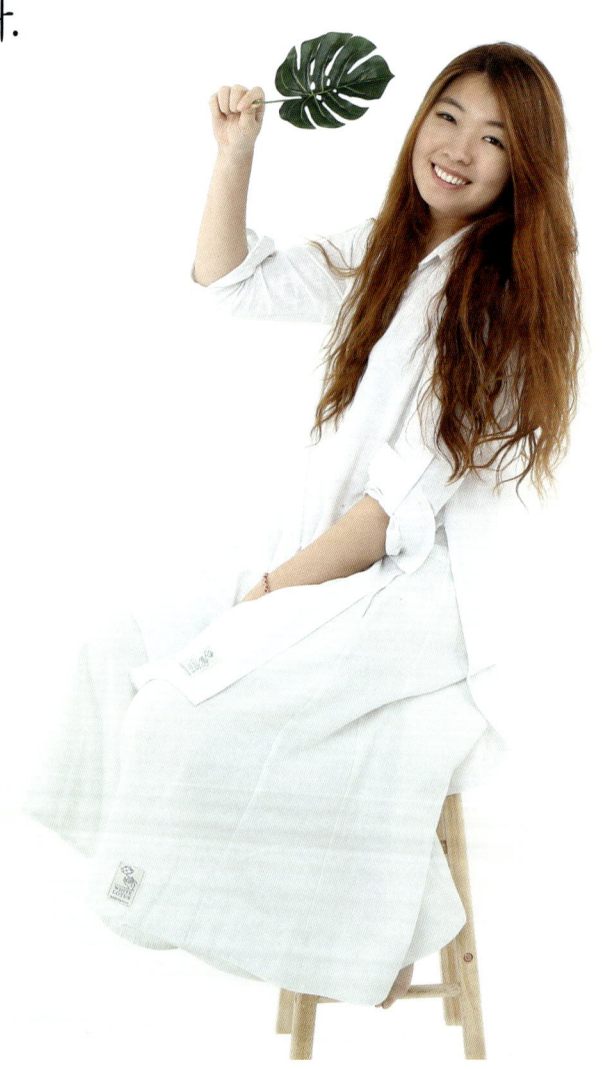

사람을 치유하겠다는 마음을 사명처럼 가지고 살아온 10여 년, 수많은 대체의학과 심리학을 배우다 마지막으로 선택하게 된 것이 차크라와 싱잉볼 이었습니다. 이 두가지가 그동안의 저의 치유에 대한 깊은 목마름을 채워줄 가장 강력한 도구라는 것을 확신했기 때문입니다. 많은 싱잉볼 힐러와 싱잉볼 명상지도자들을 가르치면서 이 두 도구는 가장 간단하면서도 강력하고 빠르게 많은 것들을 바꿔 놓을 수 있는 힘이 있다는 것을 지켜보곤 합니다. 싱잉볼은 소리와 진동을 내는 도구입니다. 그것은 곧 에너지이기도 합니다. 늘 몸이 아픈 것에 대한 중대한 원인을 마음과 에너지로 지목했던 저로서는 치유에 대한 무기 하나를 얻은 듯했습니다. 에너지를 다시 건강하게 바꿔 놓을 수만 있다면, 우리의 몸은 자연적으로 치유가 되는데, 이는 오래 수련한 기치료사들이 아닌 이상 매우 어려운 일이었기 때문입니다. 또한 에너지치료는 어디를 가나 비과학의 범주로 취급받기 일쑤였기 때문에, 저에게는 좀 더 과학적인 도구가 필요했었습니다. 어느 싱잉볼을 연주하든 단 하나의 공통점이 있습니다. 매우 빠르게 편안해지고 몸이 이완된다는 사실입니다. 그것은 싱잉볼이 가진 명상을 이끄는 가장 강력한 힘이기도 했습니다. 싱잉볼이 가진 명상 효과와 그 방법들을 개발하면서 왜 이 소리가 명상을 위한 목적으로 사용될 수 있는지를 비로소 이해하게 되었습니다. 그리고 그것은 다시 돌아 우리의 치유와도 관련이 있다는 놀라운 사실도 발견하게 되었습니다. 싱잉볼은 각각의 다른 진동들을 가지고 있었으며, 그 진동들은 정확하게 우리의 차크라와 반응을 했습니다. 그리고 자연스럽게 싱잉볼의 진동이 일어나면서 치유가 일어나는 과정들을 목격하게 되었습니다. 몸의 통증이나 긴장들은 즉각 사라졌으며, 전혀 연계성이 없어 보이는 불면증, 우울증, 트라우마와 감정과 기억의 정보들도 단순간에 치유가 되었습니다. 그동안 명상과 치유의 연계성에 대해서 명상가들은 늘 부인해왔었습니다. 명상은 이완을 목적으로 하지 않으며, 치열하게 나를 괴롭히기 위함이라고 말했습니다. 하지만 저는 명상의 다른 측면을 바라봅니다. 명상에 다다르게 되는 조건 속에 이완이 있고, 그 지점에 치유의 조건이 맞아떨어지는 지점이 있다면, 우리는 그 요소들을 가지고 현대인들이 필요로 하는 치유를 이끌어내는 명상을 할 수 있으리라 생각합니다. 제 생각은 맞았습니다. 싱잉볼 명상을 경험한 많은 사람들이 동시에 치유 또한 경험하게 되었습니다. 싱잉볼이 가진 힘은 누구든지 간편하게 명상 상태로 유도하면서도 우리의 자연치유력을 이끌어낸다는 것입니다. 그래서 저는 싱잉볼 명상이 명상을 어려워하는 현대인들을 위해 새로운 대안인 명상법이 될 수 있으며 나아가 건강까지도 보호할 수 있다고 생각합니다. 이 책을 따라 천천히 싱잉볼 명상을 실천해 보다 보면, 아마 여러분들도 그 변화를 쉽게 느낄 수 있으리라 봅니다. 싱잉볼이 여러분들의 삶을 보다 편안하게 해줄 좋은 친구가 되길 기대해 봅니다.

2018년 5월 15일
싱잉볼 마스터 천시아

Sleep is the best meditation
잠은 최고의 약이다.

달라이 라마

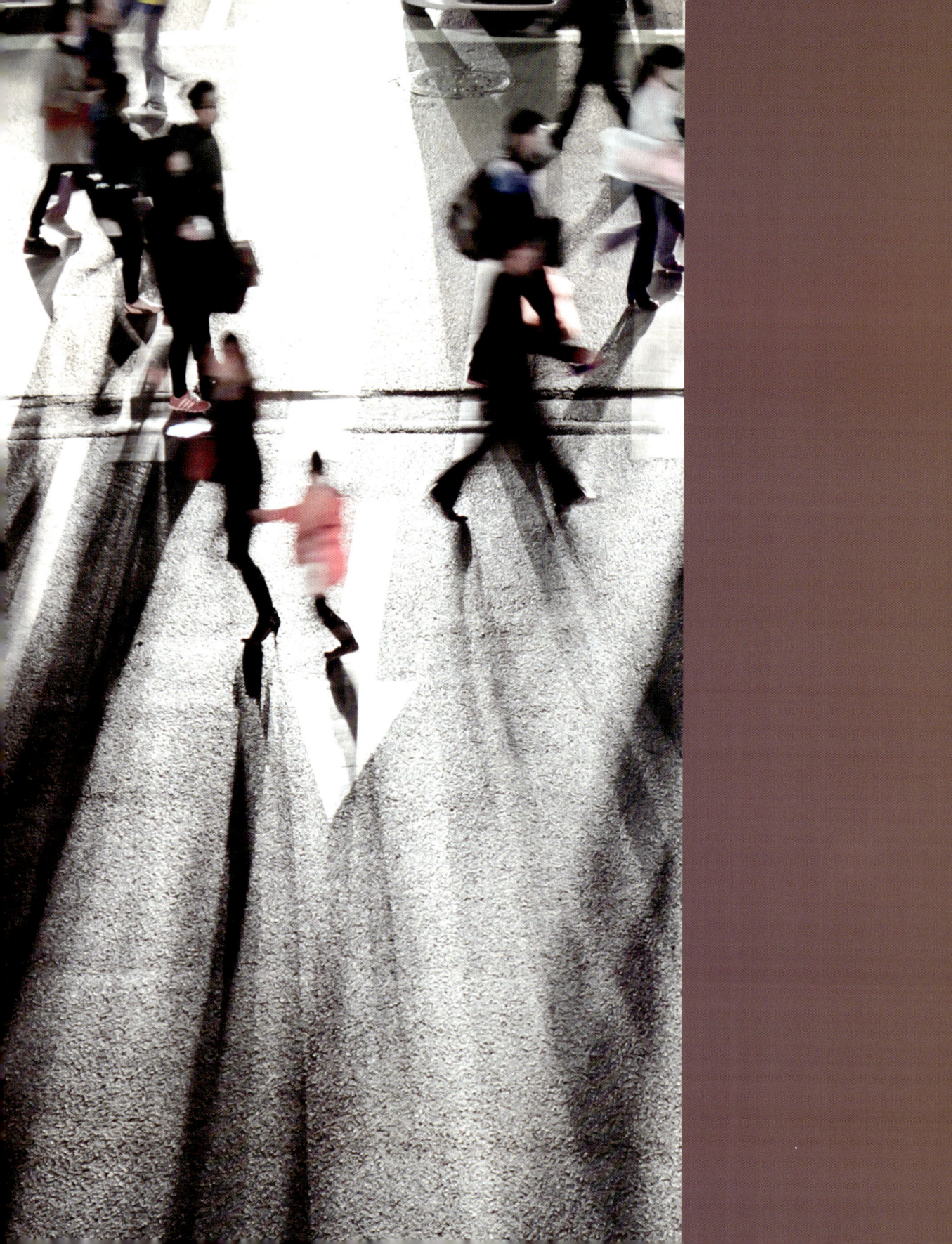

1 | 휴식을 잃어버린 현대인들

Unsatisfactory
불만족병

　　도시에서 살아가는 현대인들의 삶은 너무나도 바쁩니다. 하루 종일 핸드폰을 만지작거리며 쉴 새 없이 쏟아지는 SNS 메시지들에 대답을 하며 하루의 대부분의 시간들을 무언가에 집중하며 보냅니다. 쌓여 있는 업무들과 해야 할 일들 속에 바쁘게 살아가곤 합니다. 인터넷과 TV에 등장하는 성공한 사람들의 성공 스토리를 보다가 자신과 비교하게 될 때, 지금 나의 삶은 어딘가 불만족스럽습니다. 지금보다 더 발전된 삶을 살기 위해 자기 계발을 하며 보내는 시간들은 어쩌면 현대인들에게는 당연한 시간처럼 느껴집니다.

　　반면 아무것도 하지 않으면 마치 뒤처질 것만 같은 느낌은 우리를 우울하고 좌절하게 만들며, 자꾸 무언가 더 하지 않으면 안 될 것 같은 생각이 들게 합니다. 스스로를 계속 다그치며 더 노력해야 한다고 채찍질을 합니다. 많은 현대인들은 아마도 좀 더 나은 삶을 살기 위한 '성공 증후군'에 빠져 있는지도 모르겠습니다. 그것은 바로 "불만족"이라는 이름의 생각의 병 때문입니다.

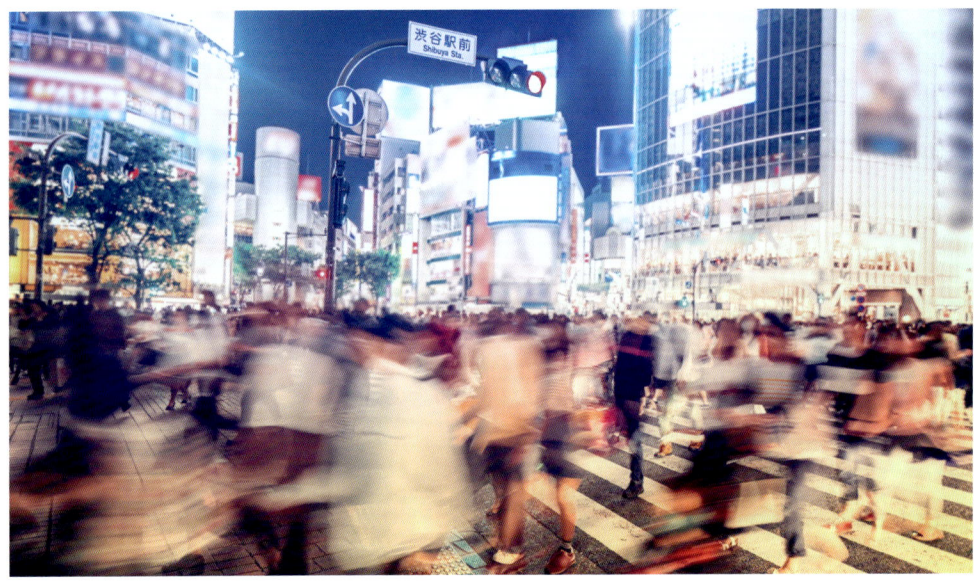

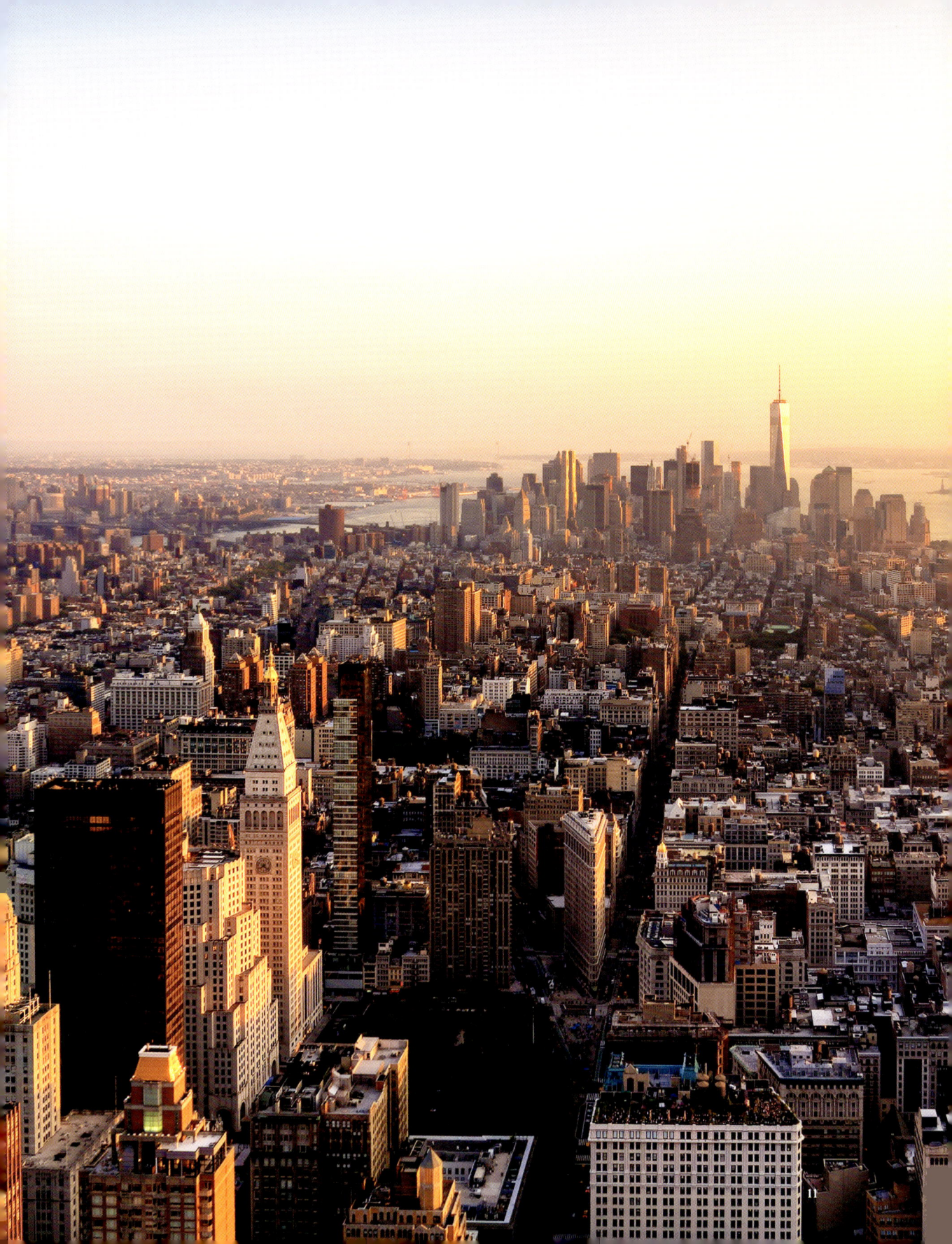

Stress, illness of thought
생각의 병, 스트레스

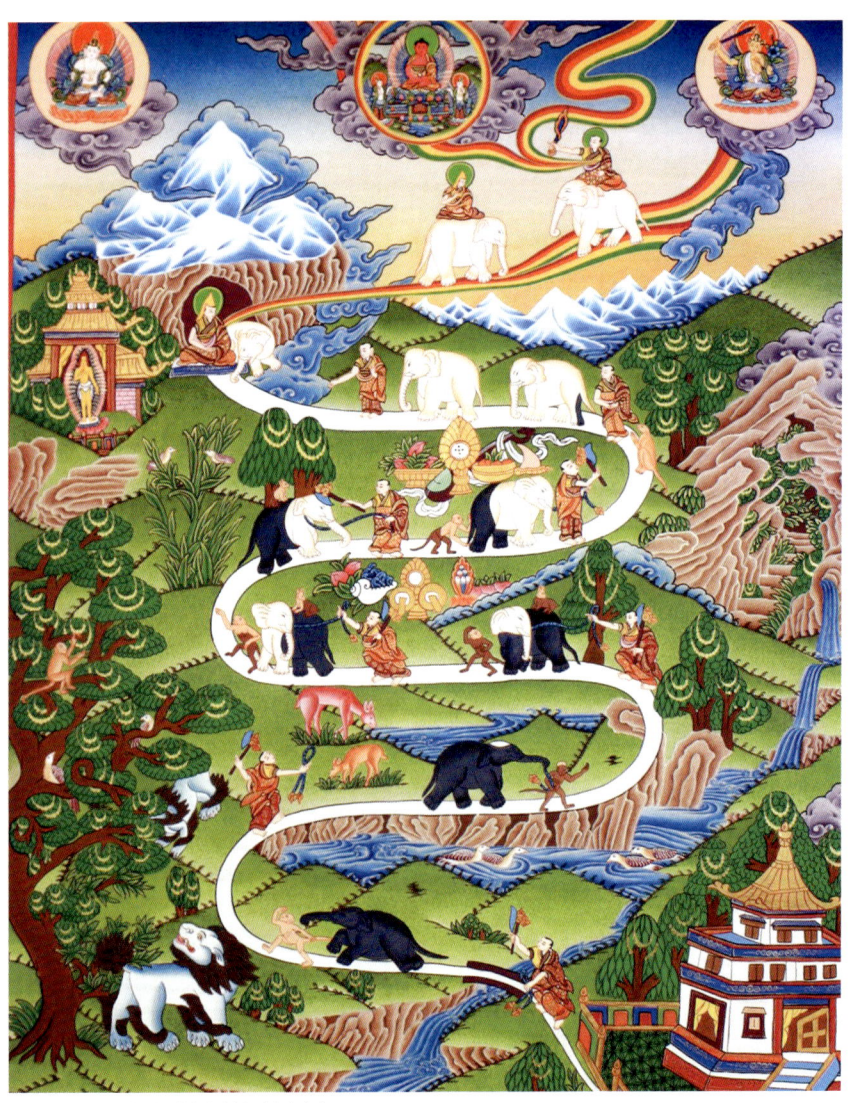

마음을 다스리는 티베트의 9단계 선정법을 나타낸 탕카

불교에는 "마음의 원숭이는 가만히 있지 못하고, 생각의 말은 사방으로 달린다"라는 말이 있습니다. 이는 우리의 마음과 생각은 원숭이와 말과 같이 잠시도 가만히 있지 못하고 끊임없이 날뛰며 변화한다는 뜻입니다. 그런데 이러한 마음들이 '불안'이나 '두려움'이라는 강박과 만나게 되면 어떠한 현상이 일어날까요? "주인이 바나나를 안 주면 어떡하지?", "날 잡아먹으면 어떡하지?", "내 안락한 삶이 더 이상 없으면 어떡하지?" 길들여지지 않은 내 마음속의 원숭이와 말은 그 불안으로 인해 더 미친 듯이 날뛸 것입니다.

생각이란 본디 원숭이와 같이 가만히 있지 못하는 성향을 가지고 있지만, 때로는 훈련을 통해 길들여지기도 합니다. 하지만 마음속의 불만족은 우리에게 끊임없이 압력을 넣습니다. 쉴 새 없이 우리에게 무언가를 하라고 푸시 합니다. 끊임없는 생각은 사실 인간의 뇌 구조상 자연스러운 현상입니다. 하지만 생각을 멈추고 싶을 때 멈추지 못하는 것은 우리의 몸에게 끊임없는 명령을 내리는 것과도 같습니다. 이러한 현상을 스트레스라고 부릅니다. 미국 연방정부의 질병관리 센터는 모든 질병과 증상의 90퍼센트는 스트레스와 관련이 있다고 이야기합니다.

스트레스란 단순히 정신적인 스트레스만을 말하는 것이 아니라, 외부 자극에 의해 정상 범위를 넘어선 긴장 반응 상태를 말합니다. 즉, 어떠한 명령이 계속 떨어지면서 몸이 그것을 실행하기 위한 대기 상태가 지속되게 되는 것이지요. 무의식적으로 계속 그것을 해야 돼!라고 외치는 것은 우리 몸에게 계속 무언가를 하라고 요구하는 것과 같습니다. 이때 우리 몸은 계속 그것을 수행하기 위해 긴장상태를 유지하기 때문에, 몸 안에서는 교감신경을 자극하면서 계속 코르티솔(cortisol)이라는 'RED 알람' 호르몬을 내보내게 됩니다. 코르티솔은 외부의 스트레스 자극에 맞서 몸이 최대의 에너지를 낼 수 있도록 혈압과 포도당 수치를 높여 만약의 사태에 대비하게 하는 '몸의 경계 모드'의 호르몬입니다.

따라서 스트레스 상태가 지속되게 되면 우리의 몸은 계속 '경계태세'에 머물게 되면서 "투쟁-도피 반응"상태가 됩니다. 계속 싸워야 하는지, 도망가야 하는지 계속 명령들이 내려지게 되면, 스트레스 상태에 놓이게 되는 것이죠. 스트레스는 사실 이러한 무의식적인 끊임없는 생각과 그에 대한 반응에서 비롯됩니다. 스쳐 지나가는 생각 하나에도 우리의 몸은 그것에 대비하기 위해 긴장을 하기 때문인 것인데, 우리가 스트레스를 받으면 소화가 안 되기 시작합니다. 이는 투쟁-도피 반응에 의해 소화 기능을 억제하기 때문입니다. 손에 땀이 나고, 호흡이 빨라지며, 피가 빨리 돌기 시작합니다. 우리의 온몸은 최대한 이러한 긴장상태에 대비합니다. 하지만, 실제로 생명을 위협할 정도의 위급한 상황이 눈앞에 있는 것일까요? 아니면 내 생각이 만들어 낸 생각의 병인 것일까요?

Unable to move! Burn-out syndrome
더 이상 움직일 수 없어!
번아웃 증후군

뭔가를 해야 하지만 현실의 벽에 가로막혀 답이 나오지 않는 경우, 혹은 끊임없이 무언가를 해야만 된다는 생각에 사로잡혀 스스로를 혹사 시키고 있지는 않나요? 나의 의지와는 상관없이 어느덧 삶에 대한 열정이 사라지고, 행복을 잃어버린 채 목적 없는 무기력한 삶이 지속되고 있다면 당신은 이미 '번아웃(burnout)' 상태입니다. 번아웃 증후군이란 헤어 나올 수 없는 정신적인 스트레스에 의해 마치 불타버린 것과 같이 자신의 모든 에너지를 다 소진하고 극도의 피로함을 느끼게 되는 것을 의미합니다. 치열한 심리적 경쟁과 잦은 야근, 스트레스성 대인관계에서 오는 정신적 압박 등에 의해 한국 직장인의 약 85%가 번아웃증후군을 경험하는 것으로 조사되고 있습니다.

사실 번아웃 상태는 우리의 몸이 스스로를 보호하기 위해 강제적으로 휴식모드에 들어가는 하나의 기능 정지 현상입니다. 쉴 새 없이 던져지는 정보들을 처리하느라 우리의 뇌는 풀가동되며, 우리 몸에게 계속 명령을 내리고 있었기 때문입니다. 하지만 우리의 몸은 24시간 가동된 상태로 있을 수 없습니다. 마치 가끔 열심히 일하던 컴퓨터가 갑자기 블루 스크린이 뜨며 멈추듯 때때로는 우리의 몸은 우리를 강제 정지시켜버리곤 합니다.

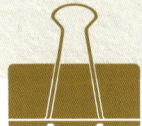

번아웃 체크 리스트

나도 번아웃 상태일까? 점수를 매겨보며, 나의 상태를 체크해 보세요.

		1	2	3	4	5
1. 하루가 끝날 때쯤 더 피곤하거나 지칩니까?						
2. 당신은 현재 일에 관심을 잃었습니까?						
3. 당신의 직업에서 이루고 싶은 꿈을 잃어버렸습니까?						
4. 쉽게 지루해 집니까?						
5. 자신이나 다른 사람에게 적대적이거나 비판적으로 변했습니까?						
6. 약속들을 잘 잊습니까? 그것에 대해 걱정하지 않습니까?						
7. 친구나 가족과 함께 보내는 시간보다 혼자 있는 시간이 더 많습니까?						
8. 일반적인 일들에 공격성이나 적대감, 과민성이 증가했습니까?						
9. 유머감각이 타인들에 비해 덜 하다고 느껴집니까?						
10. 감기나 통증에 대해 더 쉽게 아프다고 느낍니까?						
11. 평소보다 더 두통이 많이 느껴지나요?						
12. 위장질환(위통, 만성설사, 대장염)으로 고생하고 있습니까?						
13. 아침에 극도로 피곤함을 느낍니까?						
14. 친하지 않은 사람들을 고의로 피하려고 한 적이 있습니까?						
15. 성적욕구가 줄어들었습니까?						
16. 스스로 다른 사람들을 공정하지 않게 대하고 있다는 것을 압니까?						
17. 당신의 일에 어떠한 보람도 느끼지 못하며, 변화가 비효율적이라 느낍니까?						
18. 개인적인 삶에서 가치 있는 일을 성취하지 못하였거나, 자신의 활동영역에서 동기를 잃었다고 느낍니까?						
19. 직장이나 사람, 미래나 과거에 대한 생각으로 걱정을 하는데 매일 많은 시간을 소비합니까?						
20. 스스로 부서지기 쉬운 지점에 있다고 생각합니까?						

1점 - 전혀 그렇지 않다 / **2점** - 약간 그렇지 않다 / **3점** - 보통이다 / **4점** - 약간 그렇다 / **5점** - 매우 그렇다

이 지표는 절대적이지는 않습니다. 하지만 만약 점수가 높다고 생각이 든다면,
삶에 대해서 돌아보며, 번아웃이 되지 않도록 휴식을 취하는 계기를 마련해 보시길 바랍니다.

결과
- 20-30 번아웃 상태가 아닙니다. 걱정하지 마세요.
- 31-45 열심히 일하는 사람들의 정상적인 점수입니다. 정기적으로 휴식을 취해보세요!
- 46-60 약간의 번아웃이 의심됩니다. 삶을 되돌아보며, 문제점들을 살펴보세요.
- 61-75 점점 번아웃상태로 되어가고 있네요. 삶의 재정비가 필요한 시기 입니다.
- 76-90 번아웃 상태입니다. 삶을 좀 더 낫게 변화시킬 도움이 필요합니다.
- 90이상 너무 위험할 정도의 번아웃 상태입니다. 즉각 주위에 도움을 요청하세요!

Cell Stress
세포 스트레스

우리는 보통 내가 스트레스 받았다고 생각하지만 여러분들의 세포 하나하나가 스트레스를 받고 있을 거라고 상상해 본 적이 있나요? 실제로 세포들이 스트레스를 받아 긴장 상태가 되는 것을 '세포 스트레스(cell stress)'라고 부릅니다.

CELLULAR STRESS

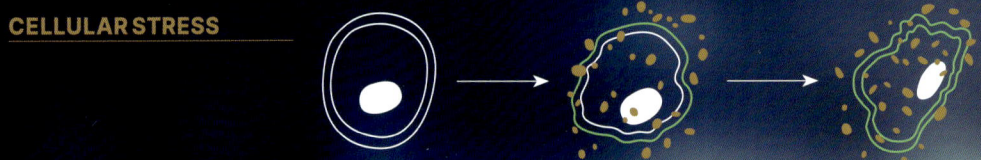

감기 바이러스와 같이 외부 바이러스가 체내에 침입하게 되거나, 암세포와 같이 다른 속성의 세포들로 변이가 될 때 우리 몸 안에서는 백혈구들이 이러한 침입자들을 물리치기 위해 열심히 전투를 벌이게 됩니다. 이때 발열, 통증, 어지러움 등의 현상들이 발생하게 되는데, 세포들은 전투에 의해 극심한 스트레스 상태에 놓이게 됩니다. 투쟁-도피반응이 너무 오래 지속될 경우에도 세포들은 극심한 스트레스를 받게 되고, 적절한 영양공급 및 휴식을 취하지 못하게 됩니다.

또한 살아가면서 충격적인 사건이 일어나게 되면 우리는 이것을 단지 뇌의 기억으로만 저장하는 것이 아니라, 몸의 세포들도 그때의 감정들을 기억을 하게 됩니다. 가끔 몸의 원인 없는 통증 같은 심인성질환들이 이러한 경우죠. 이럴 때는 병원에 가도 딱히 방법이 없습니다. 우리의 몸은 특정한 상황에 반응을 하는데, 그 사건만 떠올리면 눈물이 흐르고, 화가 나는 이유는 감정들을 고스란히 저장하고 있기 때문입니다. 문제는 그때 받은 스트레스 상황을 우리 몸은 기억하고 있기 때문에, 비슷한 상황이 연출되면 몸 안에서는 온갖 긴장 호르몬이 방출되면서 그 사건과 연관된 특정한 몸의 부위가 아파지기 시작합니다. 이때 우리의 세포들은 엄청난 스트레스를 받게 됩니다. 이러한 세포 차원에서 일어난 스트레스는 다양한 면역계 질환과 호르몬 문제를 일으키면서 자기가 하던 업무들을 수행하지 않으면서 우리 몸의 질병을 야기합니다. 이러한 세포 스트레스를 우리는 어떻게 치유해 줄 수 있을까요?

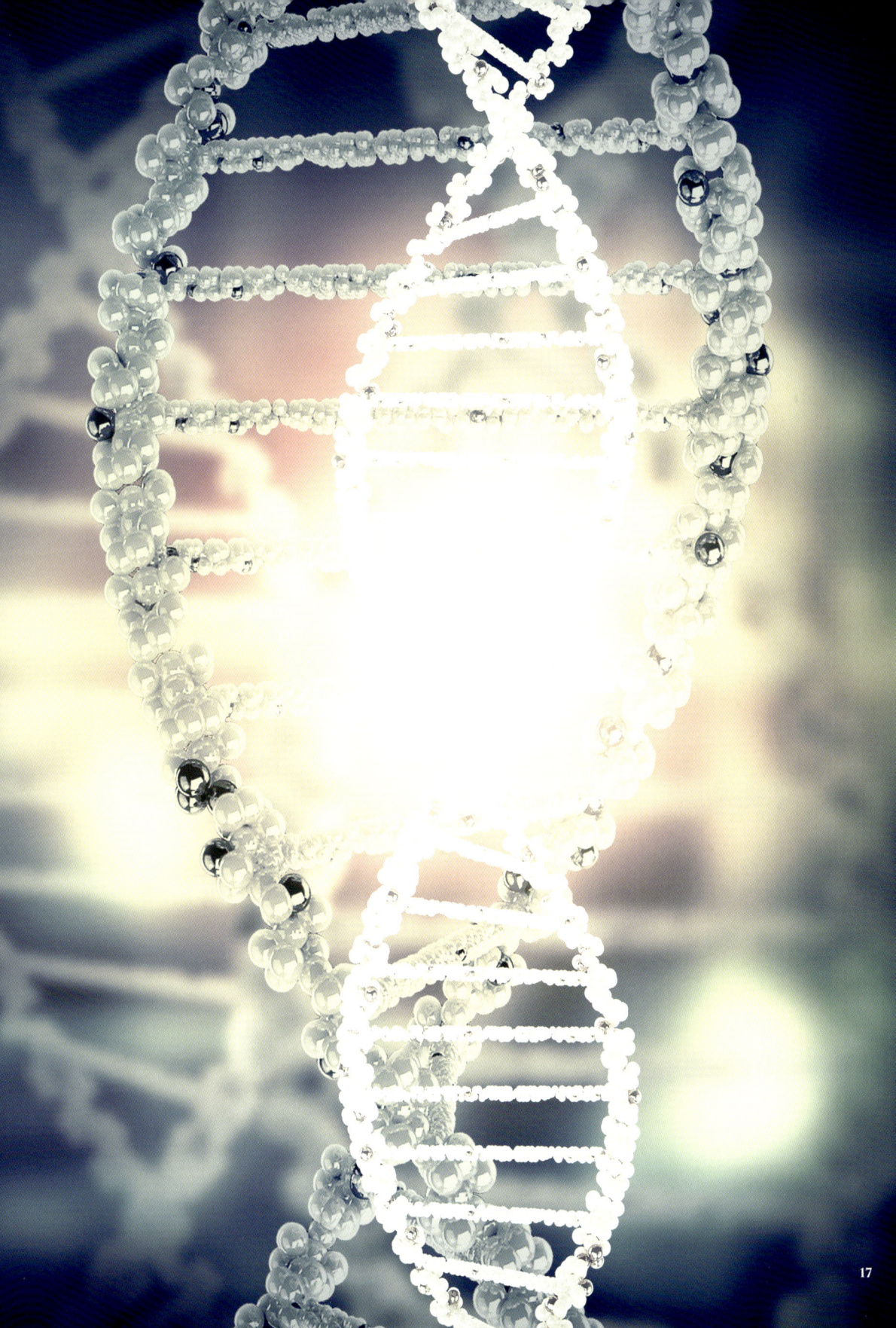

The Power of relaxation
이완의 힘

불만족병에 걸려 좀 더, 좀 더, 좀 더를 외치는 현대인들에게 휴식이라는 것은 어쩌면 시간의 낭비이며 사치처럼 느껴지기도 할 것입니다. 하지만 현대인들은 힐링을 원합니다. 그들에게 무슨 힐링을 하고 싶냐고 물으면 대부분은 그냥 좀 쉬고 싶다고 대답합니다. 쉴 틈 없는 바쁜 일상으로부터 비롯되는 스트레스와 긴장은 교감신경을 항진시키면서 세포 스트레스를 유발합니다. 우리의 몸은 세포들의 과항진에 의해 많은 질병들이 생겨나는데, 이완을 하는 것은 이러한 항진된 세포들을 원래 상태로 돌려놓는 데 결정적인 역할을 합니다. "더 이상 경보는 없어! 이제 쉬어도 돼"라고 우리 몸에게 쉬라는 허가를 해준다면 어떤 일이 일어날까요? 이때 비로소 우리의 몸은 긴장이 없었던 본래의 상태로 돌아가게 됩니다. 사실 우리의 몸이 원래의 상태로 돌아가는 것이 가장 완벽한 힐링이며, 자연치유인 것이죠! 단지 우리가 해야 할 것은 긴장상태로부터 우리를 잠시 놓아주는 것뿐입니다.

휴식 시간은 단순한 게으름이 아니라 우리가 스스로를 위해 선택해야 하는 꼭 필요한 돌봄의 시간입니다. 우리 몸이 이완되게 되면 부교감신경이 다시 활성화되면서 뇌파의 알파파가 증가하고 면역력이 높아지면서 자연적인 자연치유가 일어나기 시작합니다. 이완은 치유를 위해 꼭 필요한 전제조건입니다. 현대인들이 무의식적으로 힐링을 원하면서 그저 쉬는 것을 힐링이라 생각하는 것은 어쩌면 당연한 것일지도 모르겠습니다.

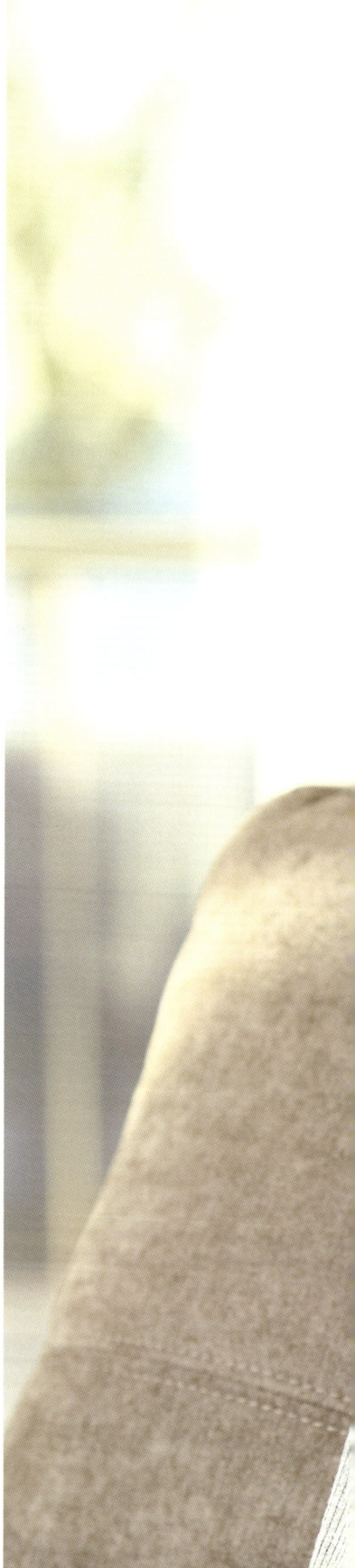

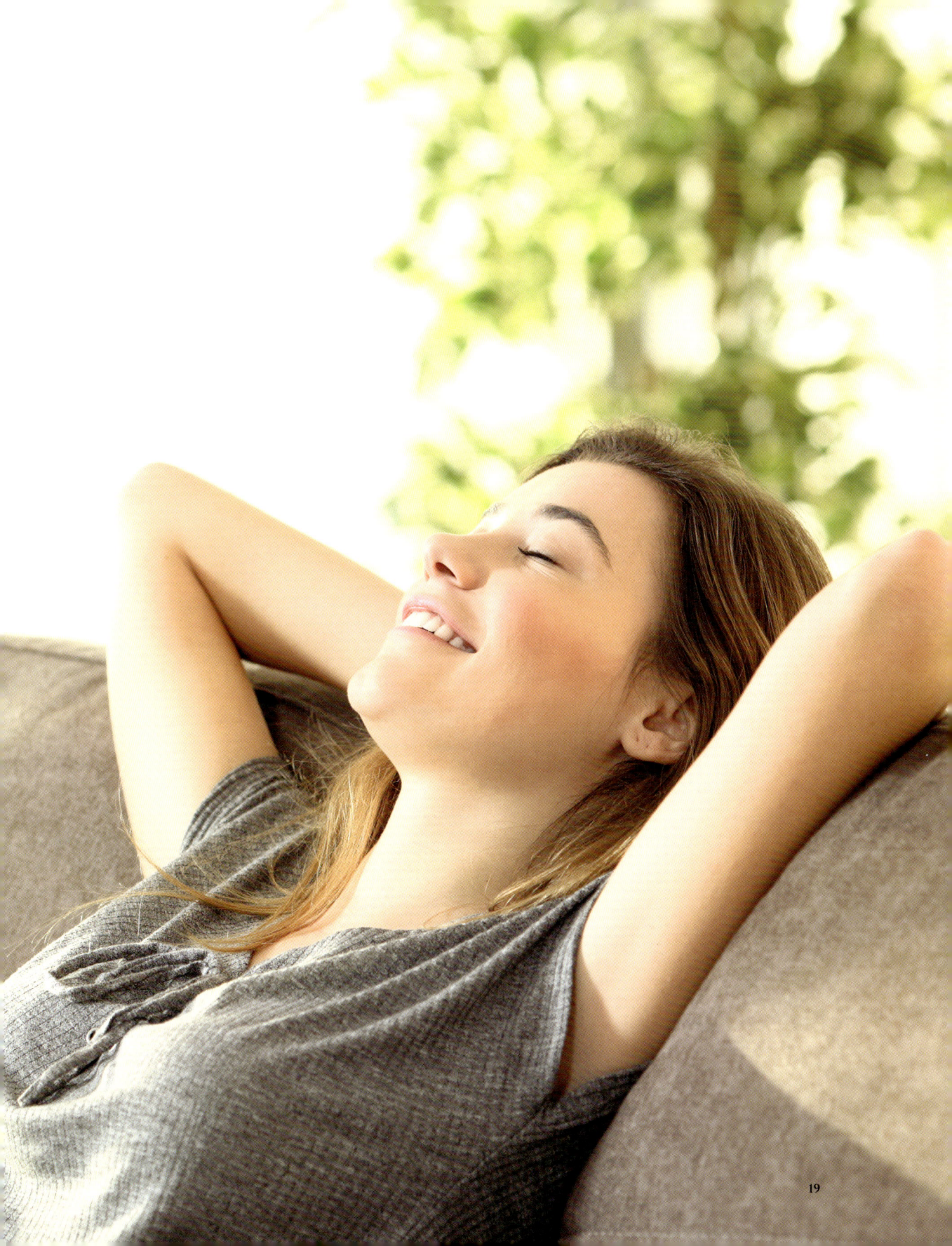

Healing time of sleep
잠의 힐링 타임

우리가 가장 깊게 이완을 하고 있을 때가 언제일까요? 바로 잠잘 때입니다. 인간은 보통 6~8시간의 수면시간을 가집니다. 잠자는 시간에는 우리는 어떠한 의식 활동도 하지 않습니다. 어떠한 자각도, 명령도 내리지 않습니다. 아무것도 하지 않는 채 온전히 몸의 모든 신경과 세포들이 쉬는 시간을 주는 것이죠. 사실 이때 우리의 신경들이 아무 일도 하지 않는 것은 아닙니다. 오히려 이때 평상시에는 처리하지 못하던 다른 일과들을 우리의 몸은 처리하기 시작합니다. 수면시간 때는 우리의 의식은 완전히 정지해 있지만, 우리의 몸이 나를 지배하는 시간입니다. 온전한 자율신경계가 활동하는 시간인 것이죠. 이때는 기억을 재정돈하고, 흥분해 있던 신경들을 가라앉힙니다. 스스로에게 내리던 나를 괴롭히는 어떠한 경보도 울리지 않기 때문이죠. 깊은 숙면에 들어가게 되면 내분비계에서는 성장호르몬 등 우리 몸의 유익한 구성과 회복을 돕습니다.

2013년 유명 과학 전문저널 사이언스에는 미국 학자들의 특별한 논문이 실렸습니다. "올해 10대 연구성과"중 하나로 뽑힌 이 논문은, 쥐들이 잠이 들 때 뇌세포 사이의 공간이 넓어지면서 두뇌 혈류가 더 잘 흐르게 되고, 깨어 있는 시간에 쌓인 몸에 해로운 분해 산물들을 청소해 준다는 것입니다. 2017년 노벨 생리학상을 받은 제프리 C. 홀 외 2인의 미국 과학자들은 우리 몸의 생체시계가 작동하는 원리를 파악해 생활습관 사이의 불일치가 질병을 발생시킬 위험이 있다는 메커니즘을 발견했습니다. 제대로 잠을 자지 못하면 우리 몸 안에서는 여러 호르몬들이 깨지기 시작합니다. 하지만 바쁜 현대인들은 잠의 시간마저도 줄이면서 밀린 업무와 자기 계발을 하려 합니다. 잠은 낭비되는 시간이 아니라, 우리의 건강을 위한 가장 중요한 시간인 것입니다.

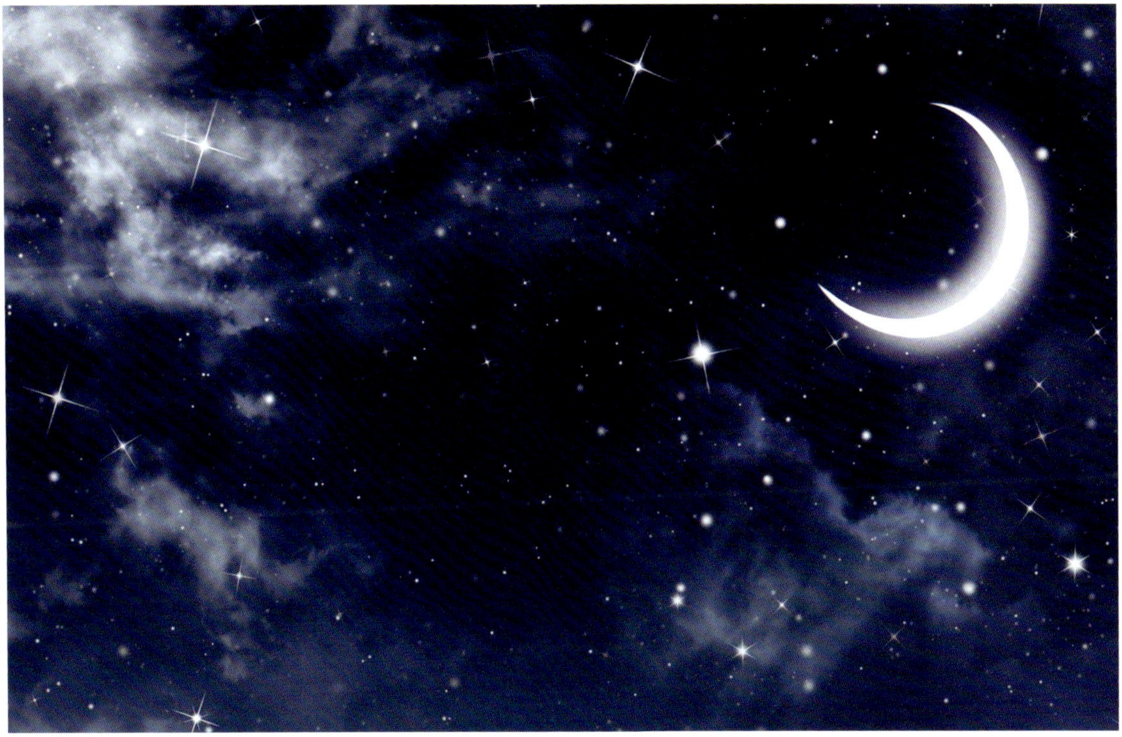

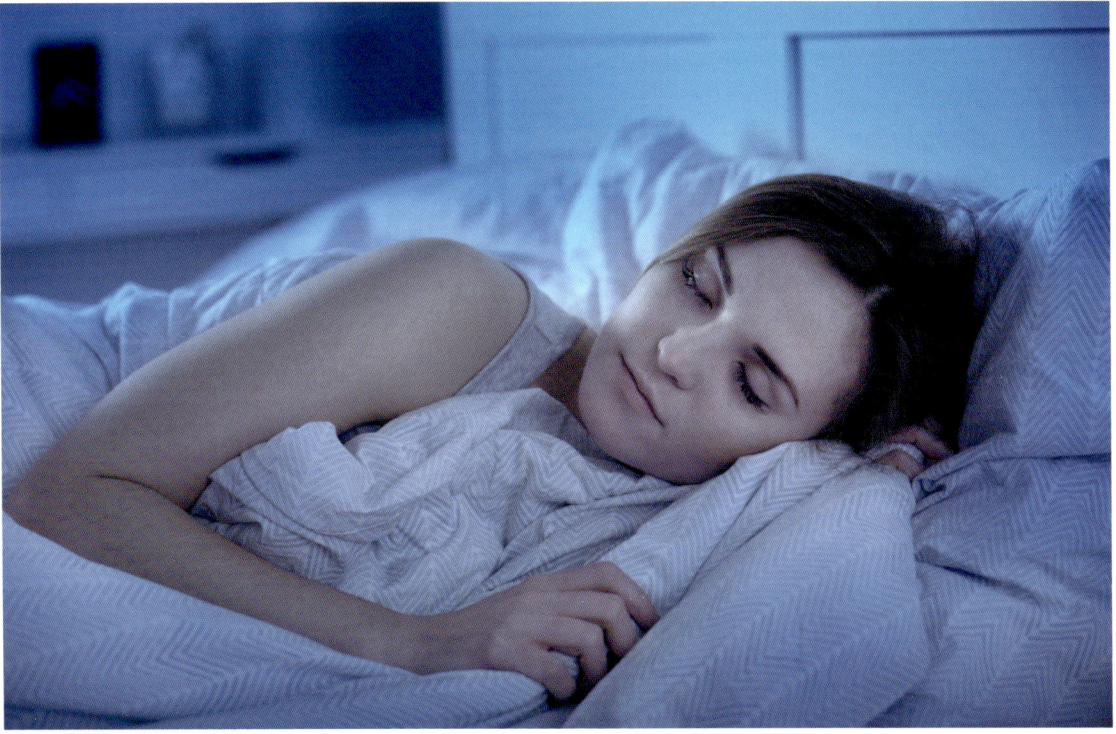

The Secret of the succeed 1%
성공하는 1% 의 비밀

　　　　　미국의 국가 수면 재단의 연구에 따르면, 미국인의 절반 이상이 수면 부족이며, 이러한 수면 부족에 의해 미국 기업들은 639억 달러의 생산성 손실을 겪었다고 발표했습니다. 건강과 직업을 둘 다 건강하게 유지하는 방법은 제때 잠을 자는 것이지만, 만약 그럴 수 없는 상황이라면 한 가지 대안은 짧게 낮잠을 자는 것입니다. 파워냅(Power nap)이라 불리는 특별한 낮잠 시간은 이미 미국과 영국, 스위스에서는 유행이 되었습니다. 10분 정도 낮잠을 자는 동안 새로운 힘이 만들어진다는 것이죠. 낮잠은 집중력을 회복하고, 더 일에 집중할 수 있는 생산성을 높여줍니다. 또한 혈당을 높이는 스트레스 호르몬인 코르티솔 수치를 낮춰줌으로써 불안과 우울을 줄일 수 있습니다.

　　　　　1990년대 NASA는 불규칙한 낮과 밤에 의한 우주 비행사들의 수면 부족에 대한 해결책으로 낮잠 시간을 제공했는데, 26분간의 수면으로 인해 인지 능력이 34%, 주의력이 54% 향상되었다는 것을 발견했습니다. 이러한 나사냅이 유명해지면서 다른 많은 회사들도 근무 시간 내에 낮잠 시간을 도입하고 있습니다. 우버, 구글, 허핑턴 포스트, 나이키, 뉴욕 타임즈, 미국 의회사무실 등 다양한 미국의 대기업들은 근무시간 내에 낮잠 시간을 공식적으로 권장하고, 수면실을 마련해 주고 있습니다. 휴식이 사치라고요? 휴식은 더 나은 삶을 위한 반드시 필요한 행위입니다

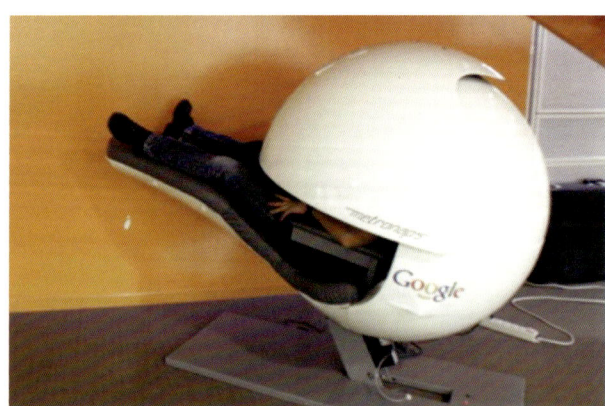

구글의 낮잠 침대

성공을 만드는 1%의 비밀

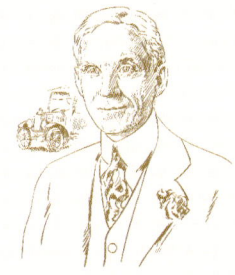

미국의 자동차왕 헨리 포드
"나는 앉을 수 있을 때 서서 있지 않고 앉아 있으며, 누워 있을 수 있을 때에는 앉아 있지 않고 누웠다네."

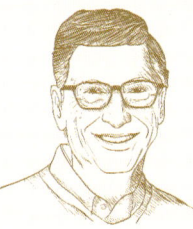

빌게이츠
"3분간 열심히 휴식하라"

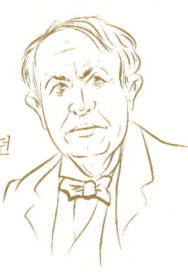

발명왕 에디슨
"나의 절대적인 정력과 인내력은 내가 언제나 자고 싶을 때 잘 수 있었던 습관에서 얻었다."

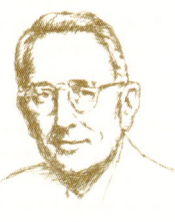

데일 카네기
"휴식은 곧 회복이다. 짧은 시간의 휴식일지라도 회복시키는 힘은 상상이상으로 큰 것이니 단 5분 동안 이라도 휴식으로 피로를 풀어야 한다"

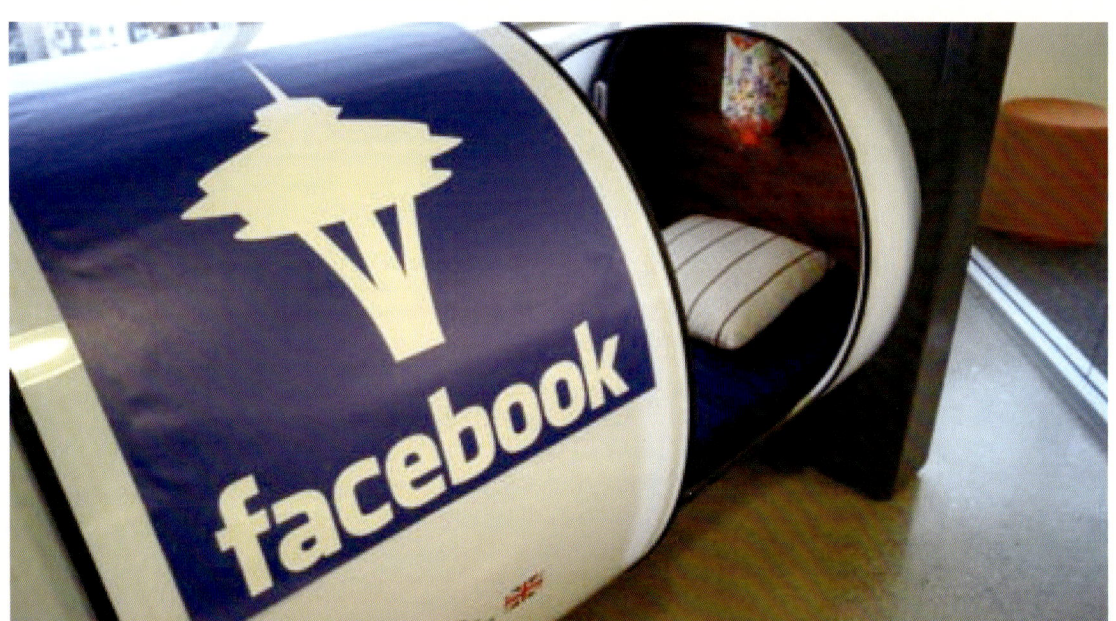

페이스북의 개인 낮잠 침대

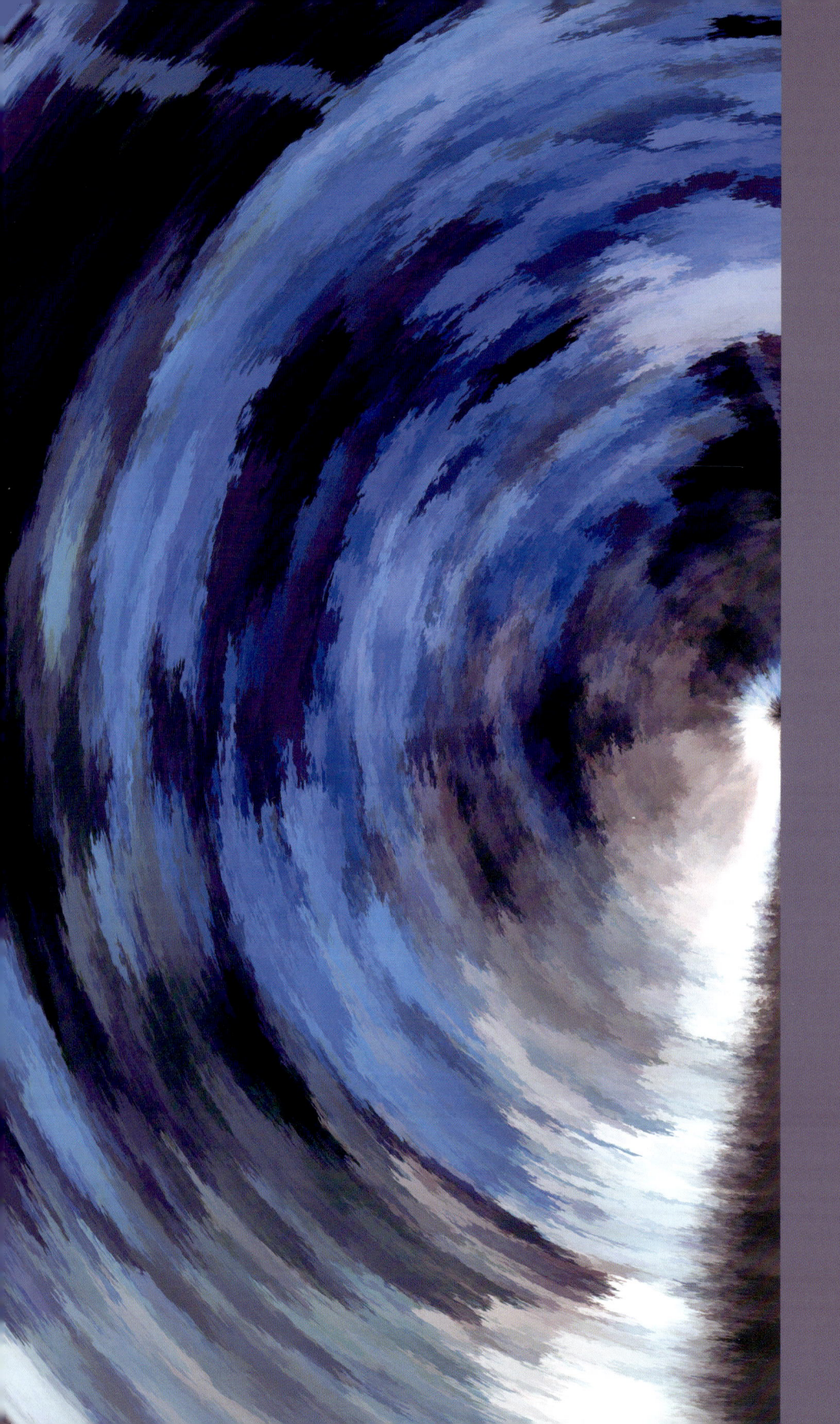

2 | 우주의 소리, 싱잉볼

A History of Singing Bowl
싱잉볼의 역사

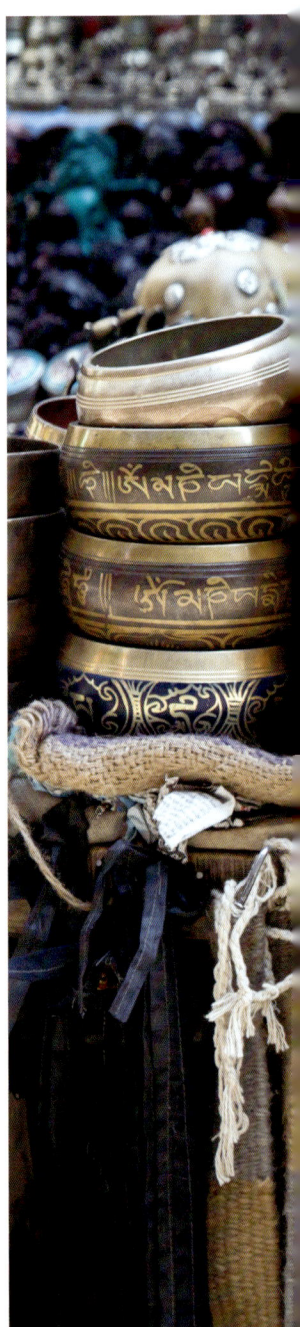

노래하는 그릇이라는 뜻을 가진 싱잉볼(singing bowl)은 인도와 네팔, 티베트, 중국 등 히말라야 주위의 지역에서 사용되어온 명상 도구입니다. 싱잉볼의 기원은 정확하게 알려진 바는 없으나, 티베트의 승려 조스카 수스에 따르면 싱잉볼은 티베트 불교가 생기기 훨씬 그 이전부터 존재했다고 합니다. 고대 티베트의 밀교인 샤머니즘 종파 뵌(bon)교의 명상과 힐링, 악령을 제거하는 특별한 의식을 위한 용도로 사용되었다는 일부 기록이 있습니다.

오늘날 네팔이나 인도의 기념품 가게에서 티베트의 신비한 소리가 관광객들의 이목을 끌기에는 충분할 것입니다. 스틱으로 문지르면 소리가 나는 그릇이라니, 관광객들에게 그것은 마치 마법의 램프처럼 보일 것입니다. 하지만 단순히 신기한 체험을 넘어 싱잉볼이 만들어내는 진동이 다양한 명상적, 치유적인 체험을 가져다준다는 것이 최근에 밝혀지면서 서양으로 퍼지게 되어 사운드 힐링의 독자적인 영역으로 연구되고 있습니다.

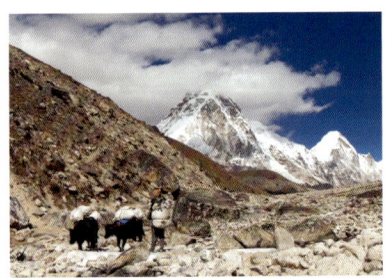
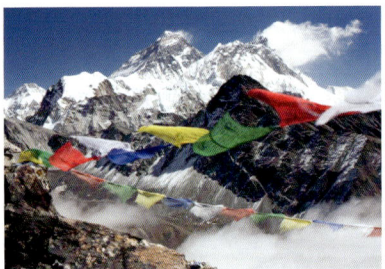

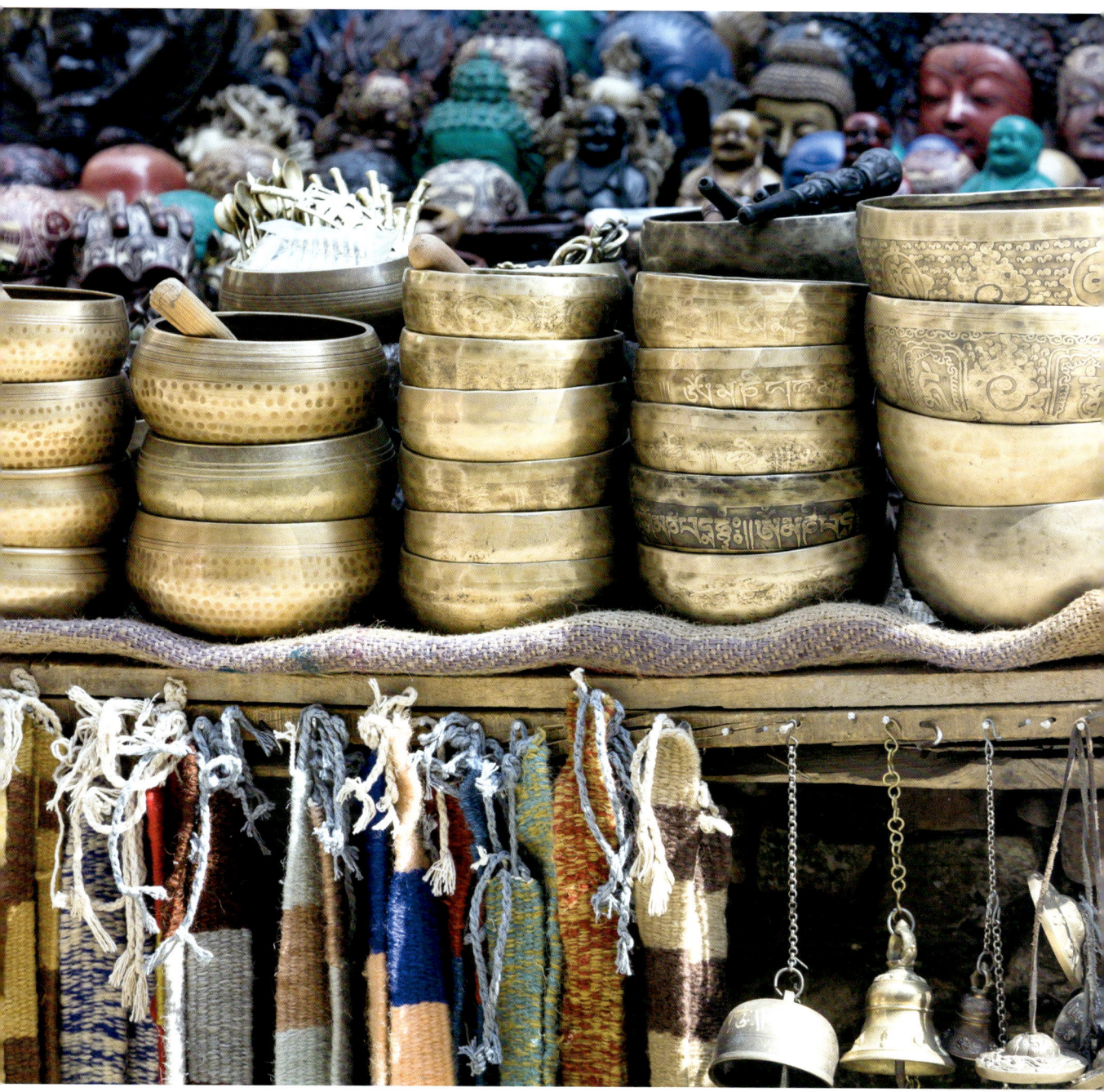

Singing Bowl and the Seven Planets
싱잉볼과 7행성

싱잉볼의 이 특유한 진동은 본래 특수한 배음을 만들어 내기 위해 고안된 특별한 금속들의 배합과 기도, 만트라를 외우며 성스러운 에너지 상태에서 제작됩니다. 전통적인 방법으로 만드는 티베트의 싱잉볼은 7가지 금속으로 제작되었다고 전해집니다. 하지만 현대의 싱잉볼은 구리 77.09%, 주석 21.98%, 납 0.039%, 아연 0.01%, 철 0.14%, 금 0.01%, 은 0.028%로 구성되어 있으며 수은 대신, 아연을 넣어 제작합니다.

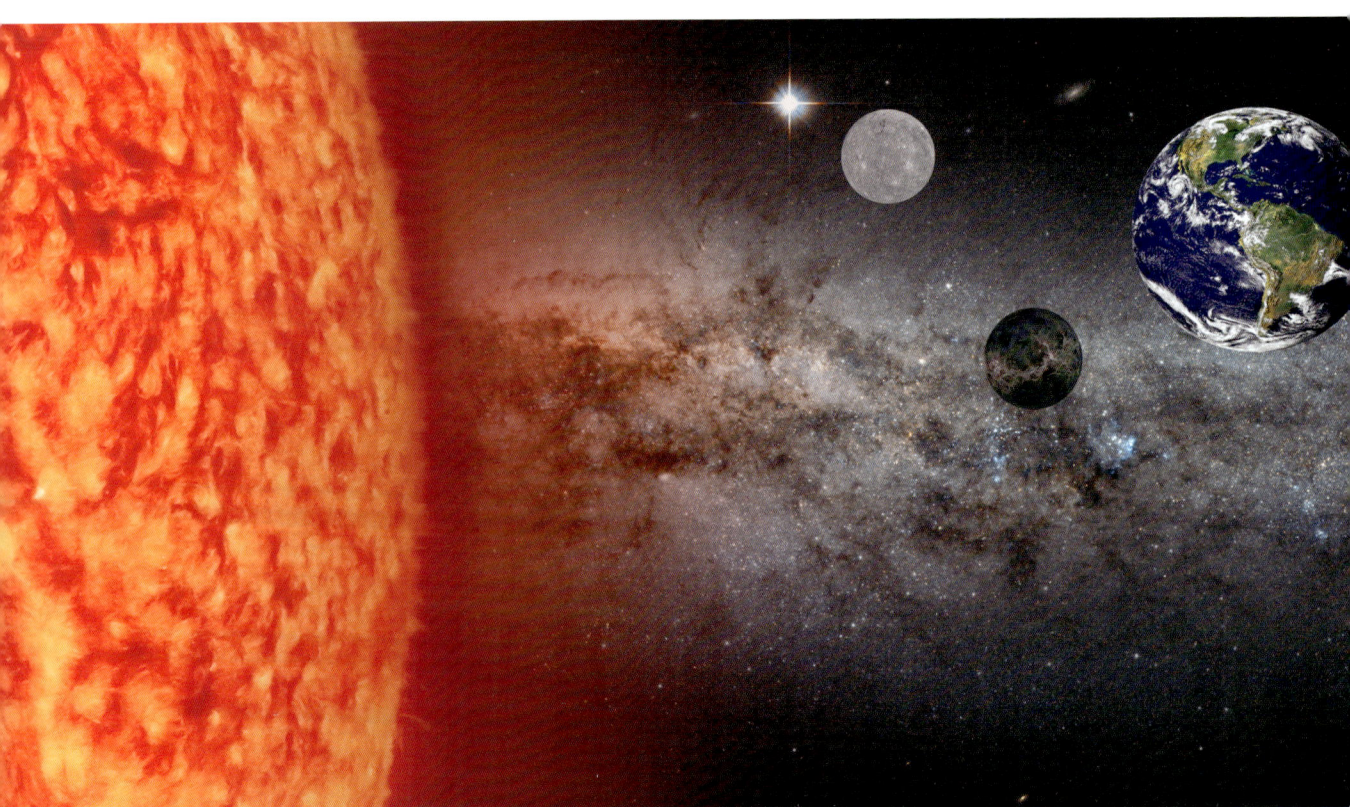

이 7가지 금속은 우리 태양계의 일곱 행성을 상징합니다. 동양에서는 이 일곱 행성을 음양오행이라는 개념에 의해 매우 중요하게 생각합니다. 우리 신체의 장기들 또한 오행의 영향을 받는다는 것은 이미 익히 잘 알려져 있습니다.

생각해 보세요. 한국에서 흔히 볼 수 있는 유기 방짜나 요강은 모양은 싱잉볼과 비슷하지만, 싱잉볼과 같은 깊은 진동이나 공명음은 나지 않습니다. 하나의 금속으로만 이루어진 그릇은 그 해당하는 금속의 소리만이 나게 됩니다. 각각의 금속들은 고유한 진동을 가지고 있는데, 이러한 금속들의 합금은 특유의 하모니를 가진 특별한 진동들을 만들어내게 됩니다. 여러 가지 금속은 용광로에서 고온으로 녹여 새로운 금속합금으로 변성의 과정을 거치게 됩니다. 즉 새로운 물질이 탄생하는 것이죠. 싱잉볼에 들어가는 이 일곱 가지 금속의 특별한 배합은 음양오행을 조화롭게 하는 특별한 진동을 만들어내게 됩니다.

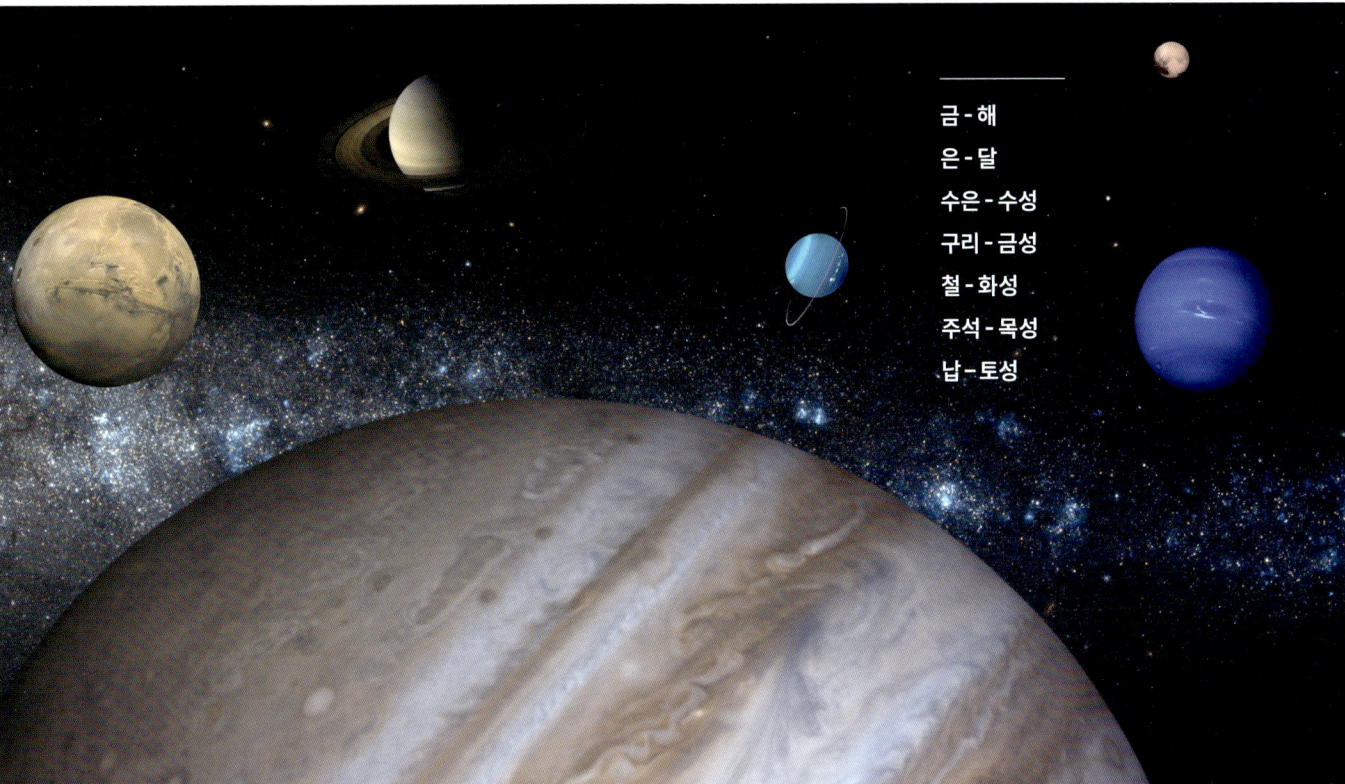

금 - 해
은 - 달
수은 - 수성
구리 - 금성
철 - 화성
주석 - 목성
납 - 토성

Sound Mandala- Cymatics
소리의 만다라 – 사이매틱스

우리는 싱잉볼을 연주할 때 싱잉볼의 소리를 듣게 되지만, 사실 우리가 평소 소리라 인지하는 그것과는 조금 다릅니다. 우리가 싱잉볼로부터 느끼는 것은 온몸에 전달되는 진동입니다. 이 진동을 직접 눈으로 볼 수는 없지만, 싱잉볼 속에 물을 담아 놓고 진동을 만들어내면, 싱잉볼 안쪽에서 만들어지는 물의 특유한 패턴들을 볼 수 있습니다. 그 패턴을 '워터 만다라'라고 합니다.

이러한 워터 만다라는 동심원을 그리며 모든 방향으로 똑같이 퍼져나갑니다. 심지어 위로 튀어 오르는 물방울들을 보면 마치 폭죽놀이를 보는 듯합니다. 이는 싱잉볼에서 방사되는 진동은 3차원의 입체적인 형태로 모든 방향으로 퍼져 나감을 의미합니다. 진동들은 어떠한 모습을 하고 있는 것일까요? 이 진동의 세계를 눈으로 시각화하는 방법이 있습니다. 바로 사이매틱스(Cymatic)라는 것이죠! 그리스어로 물결(wave)을 뜻하는 사이매틱스라는 단어는 스위스 내과 의사인 한스 제니(Hans Jenny)에 의해 처음 만들어졌습니다. 크기와 음의 높이, 주파수에 따라 다른 모양을 하고 있는 소리의 정체를 발견해 낸 것이죠.

진동이 모양을 가지고 있다는 이론은 18세기 독일의 음악가이자 물리학자인 클리드니에 의해 완성이 되었는데, 금속판에 모래나 밀가루 등 미세한 가루를 뿌려 놓은 뒤 판을 진동시켰을 때 진동의 만다라를 관찰할 수 있다는 것을 발견하였습니다. 사이매틱스를 통해 각각의 다른 주파수들이 다른 모양의 기하학적 동심원(만다라) 패턴을 만들어 낸다는 것을 보여줍니다. 이는 모든 진동들이 고유한 모양을 가지고 있음을 암시하는 부분이죠. 싱잉볼에 모래나 물을 넣고 진동을 만들어 줬을 때 독특한 만다라 패턴들이 나타나는 것도 이러한 사이매틱스 원리의 일부인 것입니다.

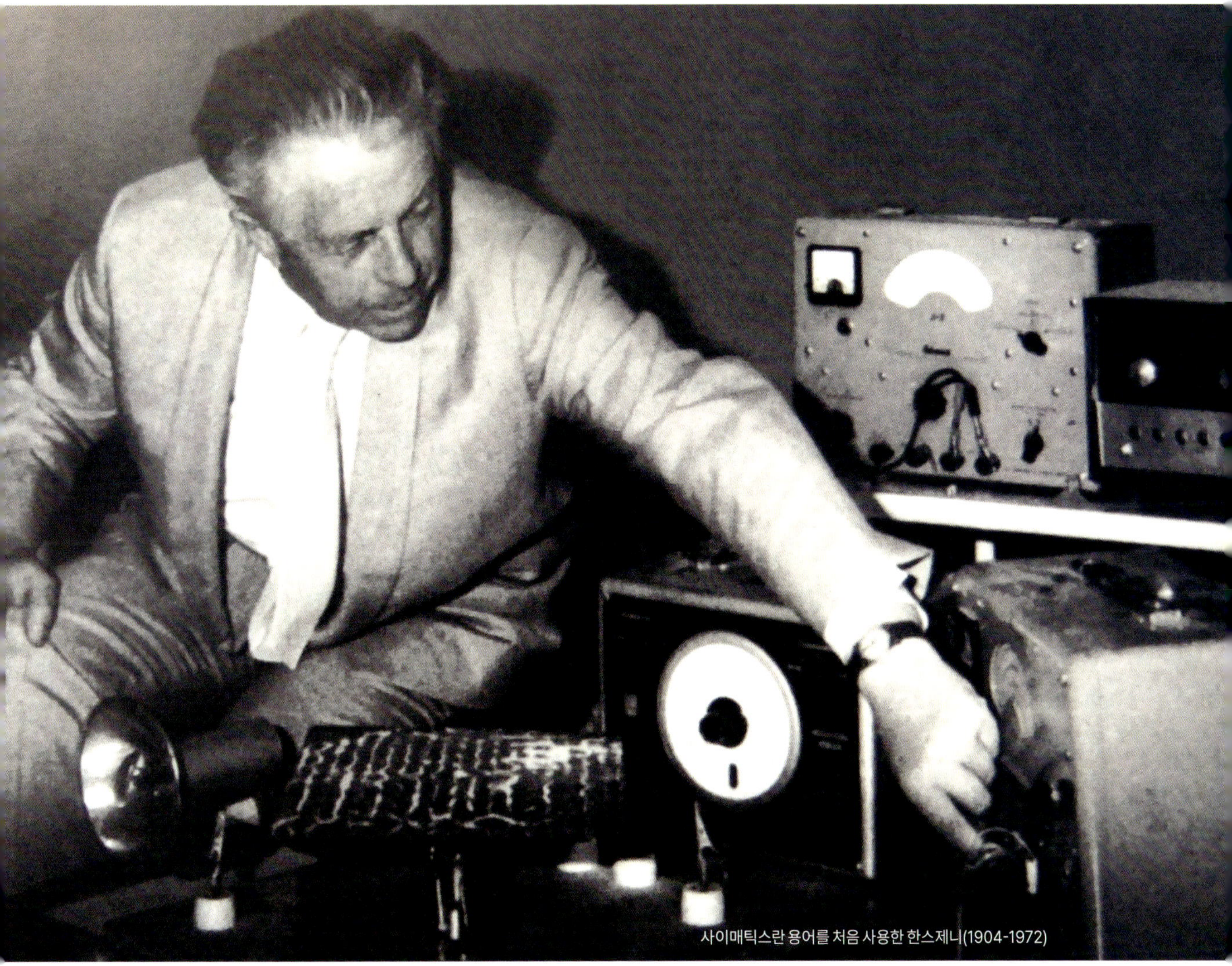

사이매틱스란 용어를 처음 사용한 한스제니(1904-1972)

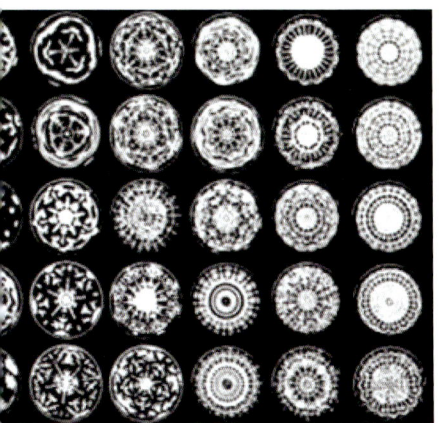
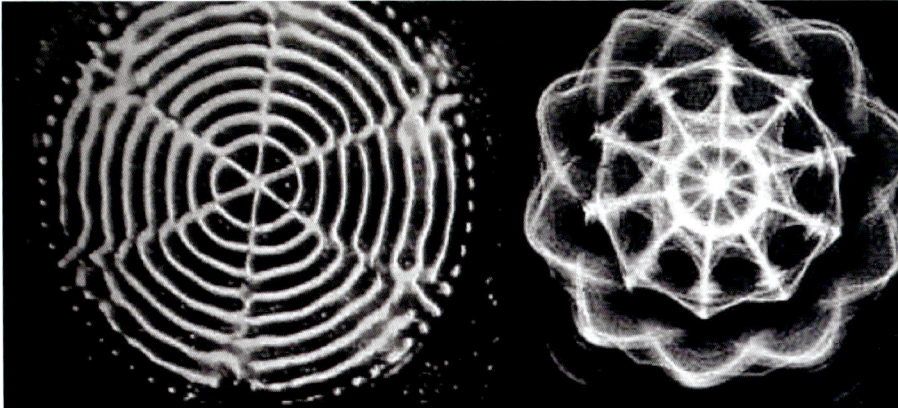

다양한 주파수에 의해 변화하는 모래의 만다라 모양

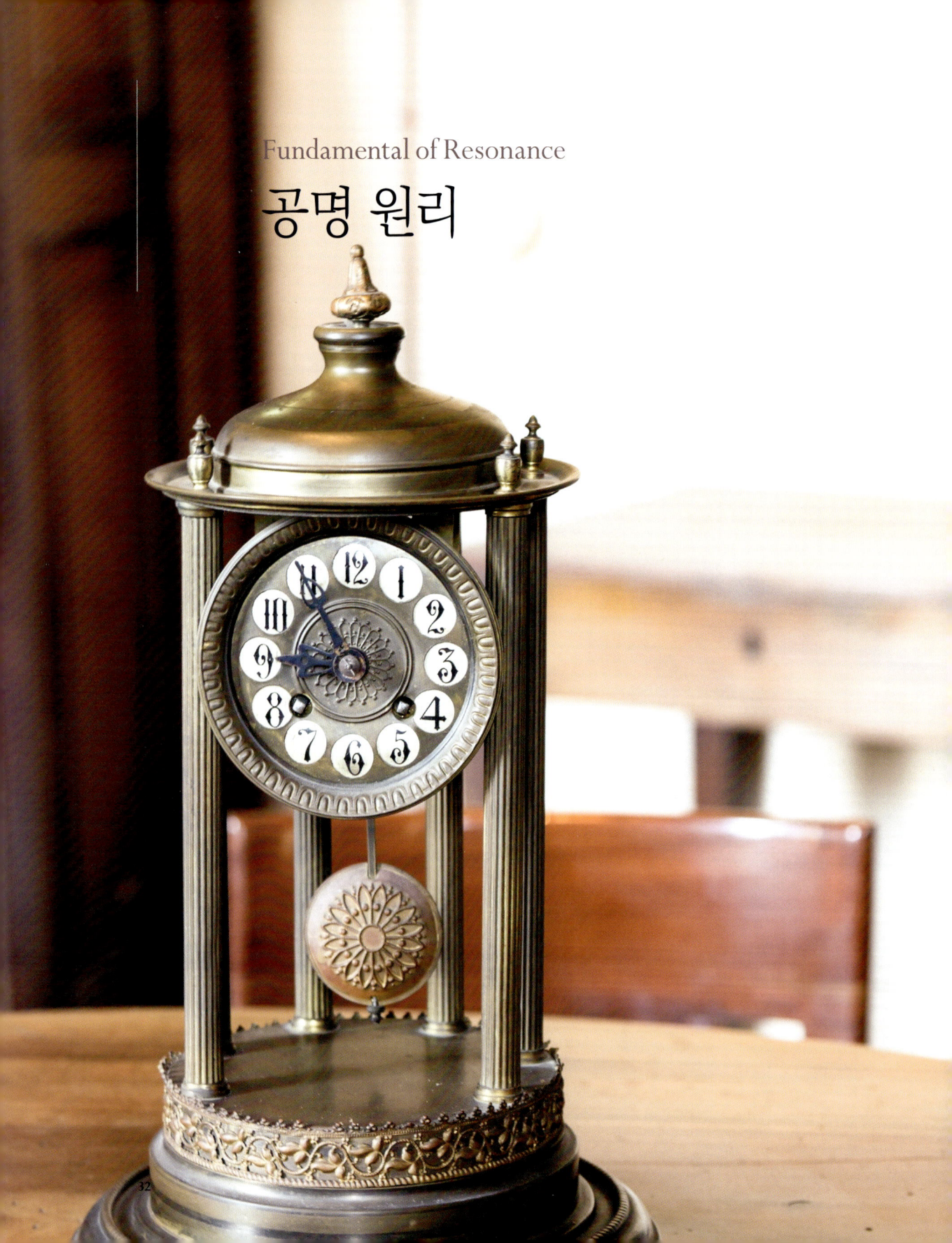

Fundamental of Resonance
공명 원리

그렇다면, 싱잉볼에서 전달되는 진동이 과연 우리의 몸을 어떻게 변화시키게 될까요? 우리는 진동의 원리를 먼저 이해해야 합니다.

진동은 진동의 정렬을 만들어냅니다. 이러한 현상을 동기화라고 부릅니다. 17세기 네덜란드 물리학자인 크리스티안 호이겐스는 자신이 발명한 추 시계들이 어느 날 같은 위상으로 흔들리고 있다는 것을 발견합니다. 추시계 하나를 꺼내 추를 거꾸로 달아보지만 위상은 30분도 채 안 돼서 다른 시계들과 같은 위상으로 바뀌게 됩니다. 서로 다르게 흔들리는 펜듈럼이 조금 시간이 지나자 거의 같은 템포로 흔들리고 있는 것을 발견합니다. 이 발견을 통해 추 사이의 공기 진동이나 벽의 작은 떨림으로 두 추의 운동이 동기화되었을 것으로 추정했습니다. 1970년대 시카고 대학의 생물학자 마사 매클린톡과 캐서린 스턴 박사는 우연히 '여자들끼리 방을 같이 쓰면 생리주기가 비슷해진다'는 사실을 알아냅니다. 이것도 동기화 현상의 한 예입니다.

이렇게 진동들이 서로 간섭하며, 같은 위상으로 맞춰지는 정렬 현상은 싱잉볼의 치유 원리를 설명하기에 매우 좋은 사례가 되어 줍니다. 우리 몸의 세포들은 각각 고유한 진동 값을 가지고 있습니다. 하지만, 앞서 이야기한 세포 스트레스 상태일 때 우리는 고유한 진동 값을 잃어버리고 불규칙한 진동으로 변형됩니다. 우리 몸의 질병은 이러한 몸의 불균형한 상태로부터 기인됩니다. 이렇게 밸런스를 잃어버린 진동이 다시 고유한 자신의 상태로 돌아가기 위해서는 자신의 고유한 진동 값을 다시 기억해 내야 합니다. 힐링이란 우리 몸의 자연치유력이 가동되는 상태를 말하는데, 자연치유력이 되살아나기 위해서는 우리 몸이 기억하고 있는 고유한 상태를 다시 찾아주는 것이 필요합니다.

싱잉볼의 매우 조화로운 진동들은 우리 몸에 전달되면서, 불균형한 진동들을 다시 재정렬하고 고유한 진동으로 되돌려 놓기 시작합니다. 우리의 몸은 70% 이상이 물로 이루어져 진동이 전달되기 매우 쉬운 상태로 구성되어 있습니다. 싱잉볼의 진동들은 체내의 세포들에 전달되면서 동기화를 일으키게 됩니다. 이때 우리 몸의 불균형한 진동들의 재배열이 일어나게 되면서 우리는 싱잉볼의 느린 위상에 따라 급격히 이완 상태로 전환하게 됩니다. 자신의 조화로운 상태로 다시 돌아가게 되는 것입니다. 싱잉볼의 원리는 사실 진동의 원리를 이용한 매우 과학적인 힐링 방법인 셈이죠.

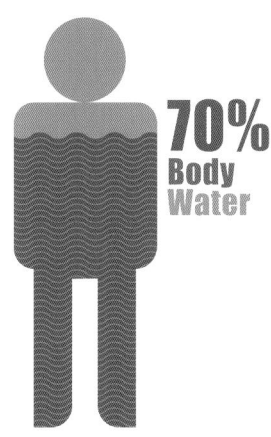

Chakra and Singing Bowl
차크라와 싱잉볼

고대 인도의 베다 경전에서 우리 몸의 있는 에너지 센터인 차크라에 대한 내용을 발견할 수 있습니다. 차크라는 척추 라인을 따라 임, 독맥의 경락에 있는 7개의 경락 포인트로, 우리 몸의 주요한 장기들과 밀접한 연관이 있습니다. 이러한 7개의 차크라는 7색과 7음계와 상응하는 진동하는 에너지로 구성이 되어 있어, 각각의 소리들은 우리 몸의 차크라에 자극을 주어 해당 경락을 활성화, 조화를 이루게 해주는 역할을 하게 됩니다.

차크라의 불균형은 실제 우리 몸의 해당 장기들의 문제들을 유발하며, 정신적인 측면의 문제들과도 연결이 되어 있습니다. 한의원에서 몸이 아프면 해당 경락에 침을 맞아 에너지의 흐름을 원활하게 해주는데, 이는 동양의학에서는 너무나 기본적인 원리입니다. 차크라 또한 해당하는 경락의 에너지흐름에 문제가 생기면 과 활성화되거나, 혹은 막힘으로써 신체에 여러 문제를 유발하게 되는데, 소리는 이러한 차크라에 계속 파동적 자극을 주어 원래의 조화로운 상태로 돌려놓는 강력한 역할을 합니다.

각각의 싱잉볼들은 주요하게 들리는 음계들을 가지고 있는데, 이러한 음계의 주파수는 해당 차크라를 활성화시켜 줍니다. 특히 싱잉볼의 진동은 그전에 우리가 알고 있는 악기들과는 다르게 매우 긴 진동을 가지고 있습니다. 이는 차크라를 활성화시키는 데 매우 최적의 도구가 됩니다. 따라서 우리가 우리의 차크라를 이해한다면, 누구나 쉽게 자신의 몸 상태를 점검하고, 자신의 몸의 밸런스를 가져다줄 싱잉볼을 선택할 수 있게 되는 것이죠.

차크라의 해부학적 반응 부위

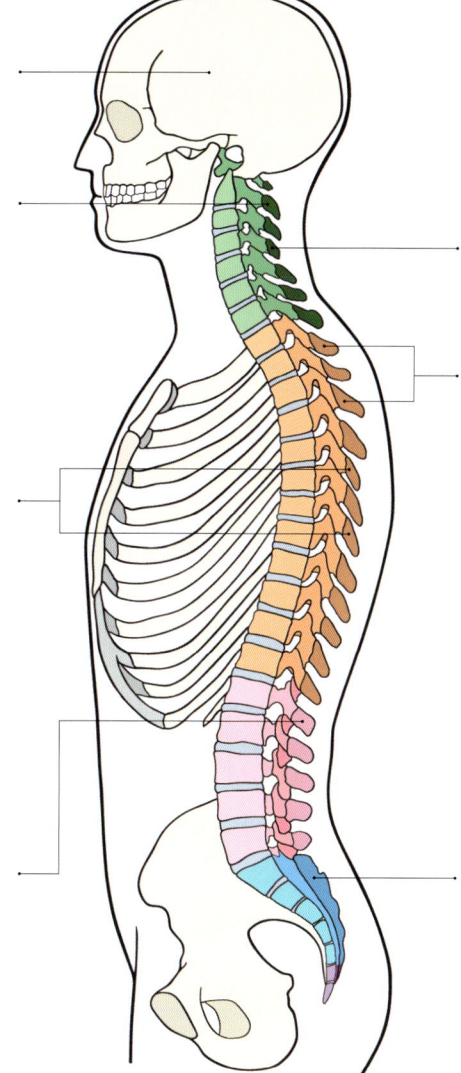

왕관 차크라 송과체
관련부위: 뇌
증세: 불면증, 시차장애, 신경계 문제

제3의 눈 차크라 C-1 첫번째 경추
관련부위: 뇌혈액 공급, 얼굴뼈, 뇌, 교감신경계
증세: 두통, 불안, 만성감기, 현기증, 만성피로, 신경과민, 편두통, 소아마비, 간질, 건망증, 현기증

경추- 뇌, 신경, 얼굴, 목, 편도

태양신경총 차크라
T-5, T-6, T-7 5,6,7번째 흉추

T-5
관련기관: 태양신경총, 혈액, 복강신경
증세: 발열, 혈압문제, 혈액문제

T-6
관련기관: 위장
증세: 위장장애, 소화불량, 속쓰림

T-7
관련기관: 췌장, 십이지장
증세: 위궤양, 당뇨

천골차크라 L-1 첫번째 요추
관련부위: 대장, 대장결장, 서혜부
증세: 변비, 대장염, 설사, 탈장

요추 - 대장, 지라, 결장, 방광, 전립샘, 성관련기관

목차크라 C-3 세번째 경추
관련부위: 외이, 얼굴뼈, 치아, 안면, 삼차신경, 제5뇌신경
증세: 신경통, 부비강 질환, 알레르기, 여드름, 이명, 갑상선암, 귀먹음

가슴차크라 T-1, T-2, T-3 1,2,3번째 흉추

T-1
관련기관: 손을 포함한 팔꿈치 아래부분, 팔목, 손가락, 식도, 기관지
증세: 천식, 기침, 호흡곤란, 팔아래 부분의 문제 및 통증

T-2
관련기관: 심장, 관상동맥
증세: 심장질환, 고혈압, 앞가슴쪽 문제

T-3
관련기관: 폐, 기관지, 횡경막, 흉부, 유방
증세: 기관지염, 폐렴, 유행성감기, 늑막염

흉추 - 가슴, 폐, 간, 신장, 이자, 횡경막, 유방, 콩팥, 쓸개, 소장, 창자 등

뿌리 차크라 4번째 천골
관련기관: 엉덩이뼈
증세: 척추만곡

천골 - 꼬리뼈, 다리, 직장, 항문, 성관련 기관

차크라와 몸, 정신의 관계 도표

차크라	내분기계	컬러	주된 이슈
왕관 차크라	송과체	보라, 금색, 흰색	영성
제3의 눈 차크라	뇌하수체	남색	직관력, 통찰, 지혜
목 차크라	갑상선	파랑색	의사소통, 표현
가슴 차크라	흉선	녹색, 분홍색	사랑, 관계
태양신경총 차크라	췌장	노랑색	자존심
천골 차크라	난소/고환	주황색	감정, 성
뿌리 차크라	부신	빨강색	생존, 물질적인 욕구, 돈

나의 불균형한 차크라 찾기 테스트

자신의 불균형한 차크라를 찾는 방법은 간단한 테스트로 확인이 가능합니다. 위 도표를 보고, 나의 몸의 주요한 문제가 무엇인지 체크해 보세요. 불균형한 몸의 상태가 있다면, 해당하는 차크라가 현재 불균형한 상태인 것입니다. 차크라를 통한 싱잉볼 힐링은 우리의 몸이 본래 고유한 진동을 가지고 있으며,

육체적장애	감정적 장애	싱잉볼 소리
간질, 만성피로, 알츠하이머	우울, 강박관념, 혼란	B(시)
두통, 시력저하, 신경불안, 녹내장	악몽, 배움에 대한 어려움, 환각	A(라)
인후염, 목통증, 갑상선문제, 이명, 천식	완벽주의, 감정의 표현을 하지 못함	G(솔)
얕은 호흡, 고혈압, 심장질환, 암	배신에 대한 분노, 우울, 사랑결핍	F(파)
위궤양, 당뇨, 소화문제	낮은 자존감	E(미)
발기부전, 불감증, 성기능장애	왜곡된 성적충동, 감정불안, 고립감	D(레)
퇴행성 관절염, 통증	정신적 무기력, 불안함, 안정감결여	C(도)

균형 잡힌 에너지 상태일 때 진정한 건강한 삶을 유지할 수 있다는 동양의학의 원리를 따릅니다. 매우 간단한 방법으로 우리 몸의 불균형을 다시 균형 잡힌 상태로 되돌려 보세요. 우리의 몸이 본래의 상태로 돌아가게끔 여건을 조성해 주면 치유는 자동으로 일어나게 됩니다.

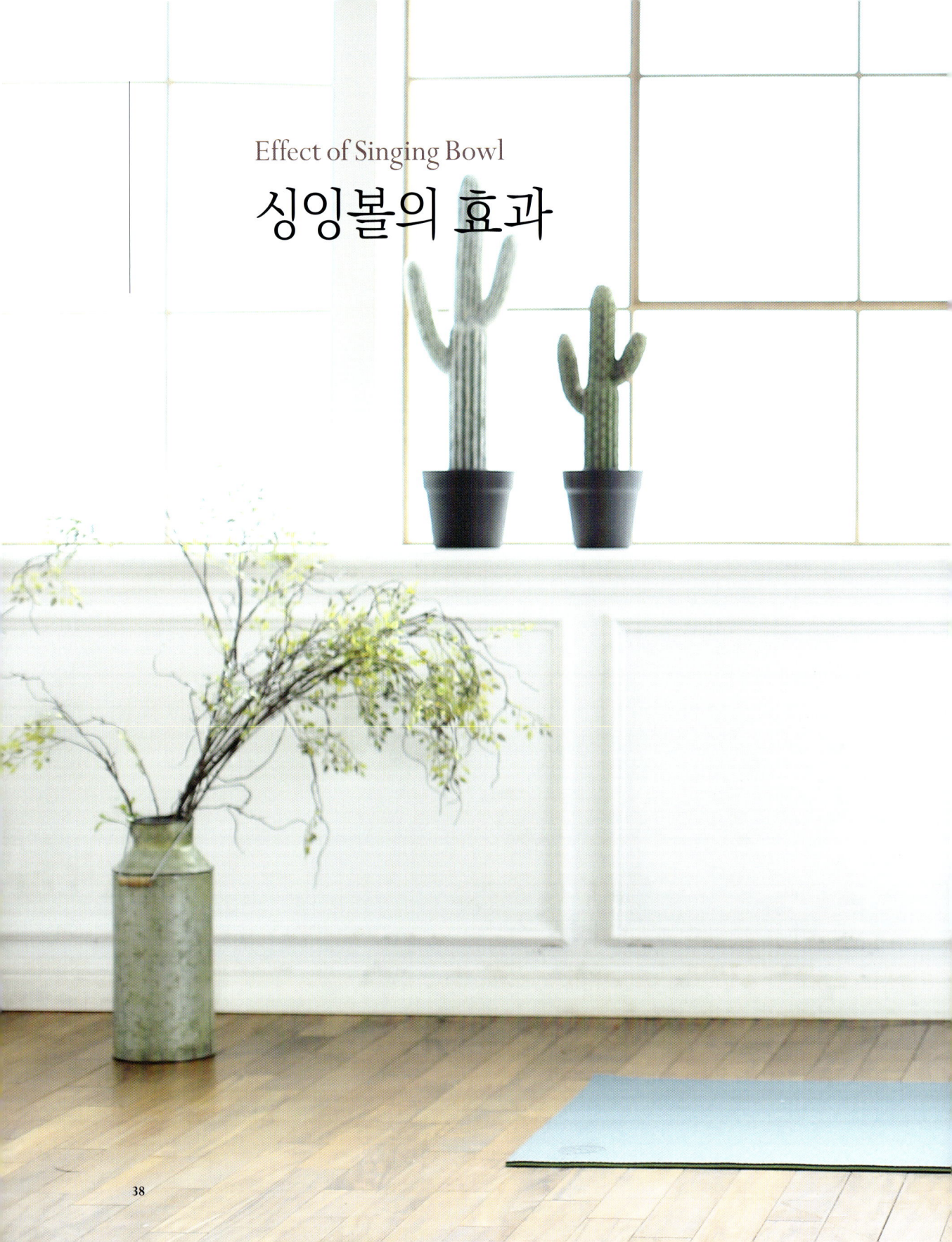

싱잉볼의 효과
Effect of Singing Bowl

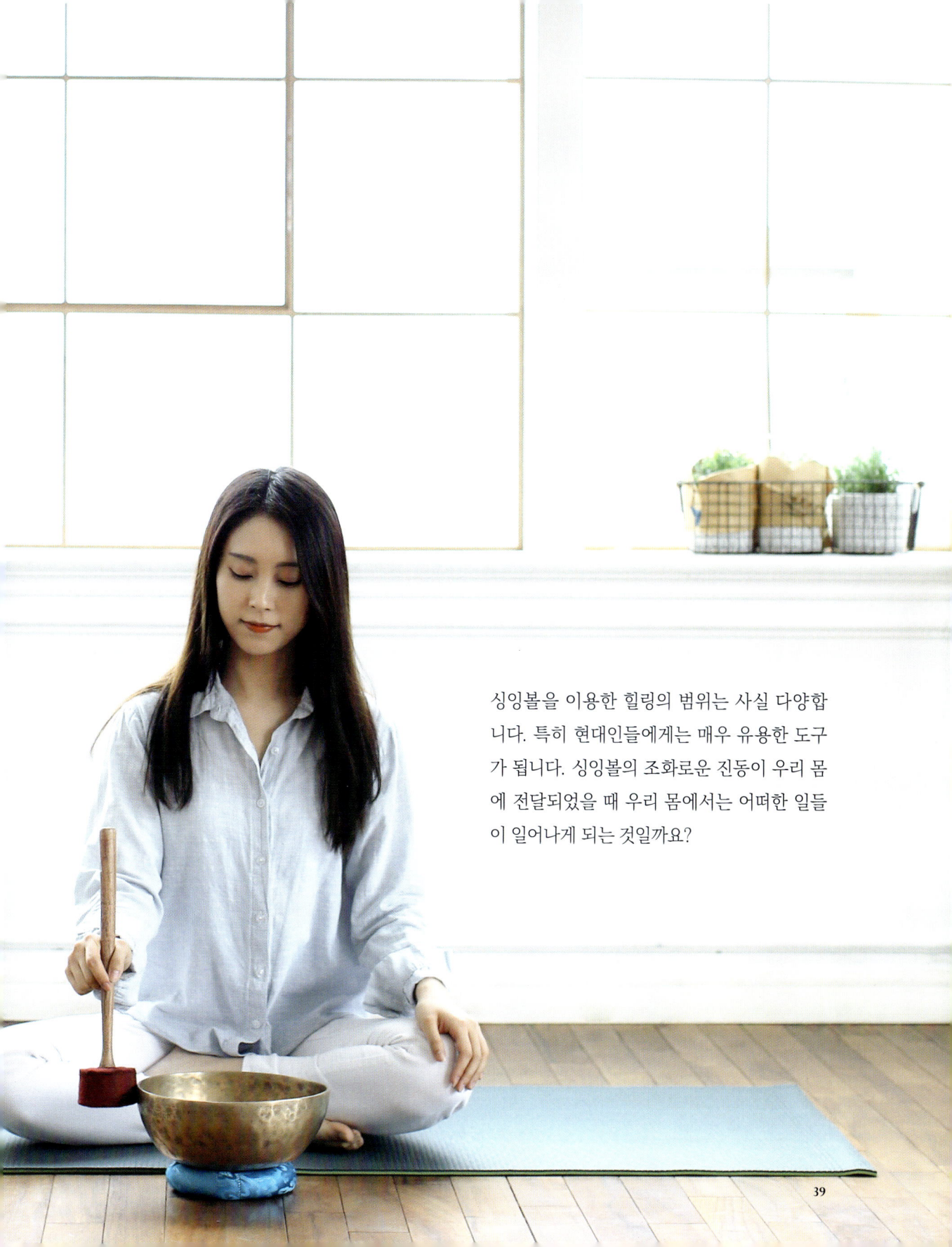

싱잉볼을 이용한 힐링의 범위는 사실 다양합니다. 특히 현대인들에게는 매우 유용한 도구가 됩니다. 싱잉볼의 조화로운 진동이 우리 몸에 전달되었을 때 우리 몸에서는 어떠한 일들이 일어나게 되는 것일까요?

싱잉볼의 효과

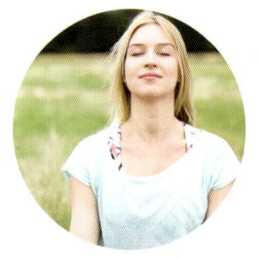

첫째, 깊은 이완이 일어나게 됩니다.

싱잉볼의 진동은 매우 느립니다. 우리가 일상생활 속에서 경험하는 빠른 사이클과는 다른 매우 느린 진동을 우리에게 전해줍니다. 따라서 우리는 강제적으로 느려집니다. 이는 우리의 기분뿐만 아니라 세포들 또한 마찬가지입니다. 긴장되어 있던 우리 몸의 세포들은 느린 진동들을 만나게 되었을 때 느리고 규칙적인 상태로 동기화가 일어나게 됩니다. 이러는 과정에서 긴장과 경직이 풀어지게 되면서 깊은 이완 상태로 전환이 되게 되는 것입니다.

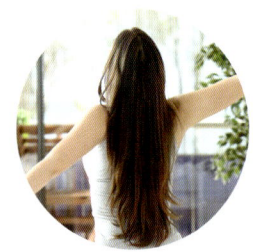

둘째, 에너지 밸런스에 의해 자연치유력이 회복됩니다.

진동은 몸의 세포들과 각 장기들에 영향을 끼치며, 막힌 에너지 블록을 제거해줍니다. 따라서 신체의 에너지의 순환을 도우며, 불균형한 에너지 밸런스를 다시 맞춰줍니다. 이러한 과정에서 우리 몸의 세포들이 가지고 있던 고유한 기능들이 다시 활성화되기 시작하면서 자연치유력이 깨어나기 시작합니다. 특히 몸이 편안하게 이완될 때 부교감신경이 활성화되게 됩니다. 이때는 몸이 스스로를 복구하기 시작하는 시간입니다. 따라서 잃어버린 자연치유력을 다시 일깨워주는 것만으로도 우리는 자연스러운 힐링을 경험할 수 있습니다.

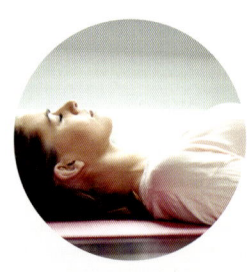

셋째, 뇌파가 안정이 됩니다.

느린 싱잉볼의 진동은 우리의 뇌에도 영향을 미치게 됩니다. 우리의 일상 의식 상태는 주로 베타파의 상태로 매우 긴장된 뇌파 상태를 띄게 됩니다. 하지만 우리가 편안하게 휴식을 할 때 우리의 뇌파는 알파파로 떨어지게 되는데, 이러한 느린 뇌파일 때 우리의 몸이 스스로를 회복하기 시작하는 단계입니다. 하지만 싱잉볼은 더 낮은 세타, 델타 상태의 뇌파까지도 뇌파를 떨어트리면서 단시간에 뇌파의 깊은 이완을 유도합니다. 세타파와 델타파는 매우 느린 뇌파로, 졸음상태에 가까운 뇌파입니다. 매우 깊은 휴식상태일 때 나오는 뇌파인 것이죠. 끊임없이 생각에 빠져 사는 현대인들에게 뇌파를 안정시켜 생각을 멈추게 해준다는 것은 굉장한 의미가 있을 것입니다.

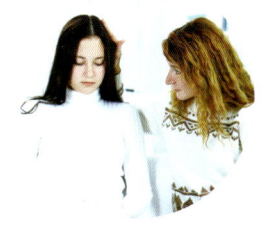

넷째, 감정적 트라우마와 기억들을 놓게 해줍니다.

우리의 감정적인 이슈들은 세포들 속에도 각인이 되어 있습니다. 싱잉볼의 특정한 소리를 들었을 때 그 감정적인 기억이 건드려지면서 조금씩 해소되기 시작합니다. 그것은 심리 상담 차원에서 다루기 어려운 몸에 각인된 기억 차원의 치유를 일으키는 것으로, 우리가 움켜쥐고 있었던 감정적인 상처들을 자연스럽게 어루만져 주며, 치유해 줍니다. 놀랍게도 싱잉볼 소리를 가만히 듣고 있는 것만으로도 부정적 감정이 흐려지고, 분노가 가라앉으며, 끔찍한 기억들로부터 벗어나는 정서적 치유의 상황이 자주 일어나게 됩니다. 이것은 매우 안전하고 쉬운 마음치유의 방법 중 하나로서, 우리의 안 좋은 기억과 감정을 치유합니다.

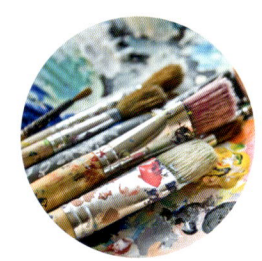

다섯째, 새로운 영감과 창의력이 증가합니다.

뇌파가 안정되고 편안한 상태가 될 때 창조적인 아이디어가 떠오르기 쉽다는 말은 아마 조금 생소할 수도 있습니다. 하지만, 실제로 번뜩이는 새로운 영감들은 우리가 잠시 쉬고 있을 때 일어나곤 합니다. 실제로 싱잉볼 소리를 듣다 보면, 새로운 통찰이 일어나는 경우가 많은데, 몸과 마음이 이완됨으로써 우리의 뇌파가 낮아질 때 삶 속에서 맞춰지지 않았던 퍼즐의 조각들이 일순간에 맞춰지는 경험을 하게 됩니다. 창의적인 예술가들이나 발명가들이 이러한 명상과 느긋한 삶을 즐겼다는 것을 기억하세요! 새로운 아이디어는 쥐어짜서 나오는 것이 아니라 일순간에 번뜩이는 것입니다.

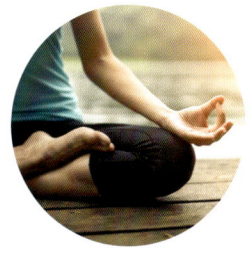

여섯째, 깊은 명상상태로 인도합니다.

싱잉볼과 명상은 떼어놓을 수가 없습니다. 그 이유는 풍부하면서도 안정적인 저음의 싱잉볼 소리를 가만히 듣고 있노라면, 저절로 마음이 편안해지고 고요해지기 때문입니다. 실제로 싱잉볼은 우리의 뇌파를 안정시켜 줍니다. 뇌파가 세타파 상태로 가까워지게 되면 깊은 명상 상태로 들어갈 수 있게 해주는데 이를 싱잉볼이 도와줍니다. 명상을 하길 원하지만 우리가 쉽게 명상을 시도하기 어려운 이유가 명상을 하려 하면 떠오르는 잡념들 때문일 것입니다. 하지만 싱잉볼은 단번에 이러한 잡념 너머의 깊은 명상 상태로 우리를 안내하기 때문에 명상 초보자도 쉽게 명상을 체험하실 수 있습니다.

Variety of Singing Bowl
싱잉볼의 종류

싱잉볼의 종류는 크게 머신메이드 싱잉볼과 핸드메이드 싱잉볼로 나뉘게 됩니다. 머신메이드 싱잉볼은 금속을 녹여 이미 만들어진 거푸집에 넣어서 찍어내는 형태로 제작된 싱잉볼을 말하며, 핸드메이드 싱잉볼은 녹여진 금속을 다시 굳혀 3~4명의 싱잉볼 제작자들이 망치로 두들겨서 제작된 싱잉볼을 말합니다. 특히 저가의 머신메이드 싱잉볼의 경우에는 금속의 함량이 7개가 아닌 2~3개 만으로 제작된 제품도 많아, 상대적으로 저렴한 가격대를 형성하게 됩니다. 따라서 주로 싱잉볼을 처음 접하는 관광객들이나 싱잉볼 입문자들이 가볍게 싱잉볼을 접해 보기에 알맞습니다. 또한 머신메이드 싱잉볼의 경우에는 거푸집에 의해 찍어져 나왔기 때문에 매끈한 표면을 가집니다. 따라서 가장자리를 문지르는 방법으로 싱잉볼을 돌려서 연주할 경우 누구나 손쉽게 싱잉볼의 아름다운 연주를 즐길 수 있습니다. 따라서 집회 장소에서 거대한 울림 공명을 만들어 내길 원하거나 깔끔한 소리를 원하시는 분들이 주로 머신메이드 싱잉볼을 선택합니다. 머신메이드의 싱잉볼들은 주로 표면에 종교적인 내용의 만트라나 문양이 그려져 있는 경우가 많아 심미적으로 전통적인 도구로 보이기도 합니다. 또한 다양한 색을 입혀 판매되기도 합니다.

핸드메이드 싱잉볼의 경우는 해머로 만들어져 표면이 울퉁불퉁하지만, 엔틱해 보이는 느낌을 주어 소장을 원하는 분들이 많이 선호합니다. 또한 머신메이드 싱잉볼보다 상대적으로 매우 풍부한 진동들을 경험할 수 있어 힐링용으로 주로 사용이 됩니다. 전통적으로 만들어진 싱잉볼은 모두 핸드메이드로 제작된 싱잉볼이며, 금속함량이 5개~7개, 혹은 그 이상 되는 특별한 싱잉볼도 있습니다.. 이러한 금속 합량에 의해 핸드메이드 싱잉볼의 가격은 천차만별로 달라집니다. 또한 금속 함량에 따라 치유효과도 더 깊어지게 됩니다. 치유나 명상용으로 사용하기에는 핸드메이드 싱잉볼에서 만들어지는 조화롭고 풍부한 진동이 권유됩니다. 주로 노란색의 민무늬 싱잉볼이 일반적인 핸드메이드 싱잉볼의 모양이며, 때때로 외부가 검은색, 갈색등으로 컬러링되기도 합니다. 또한 싱잉볼의 내부와 외부를 음각으로 조각하여 종교적인 색채를 띄는 싱잉볼의 종류도 있습니다.

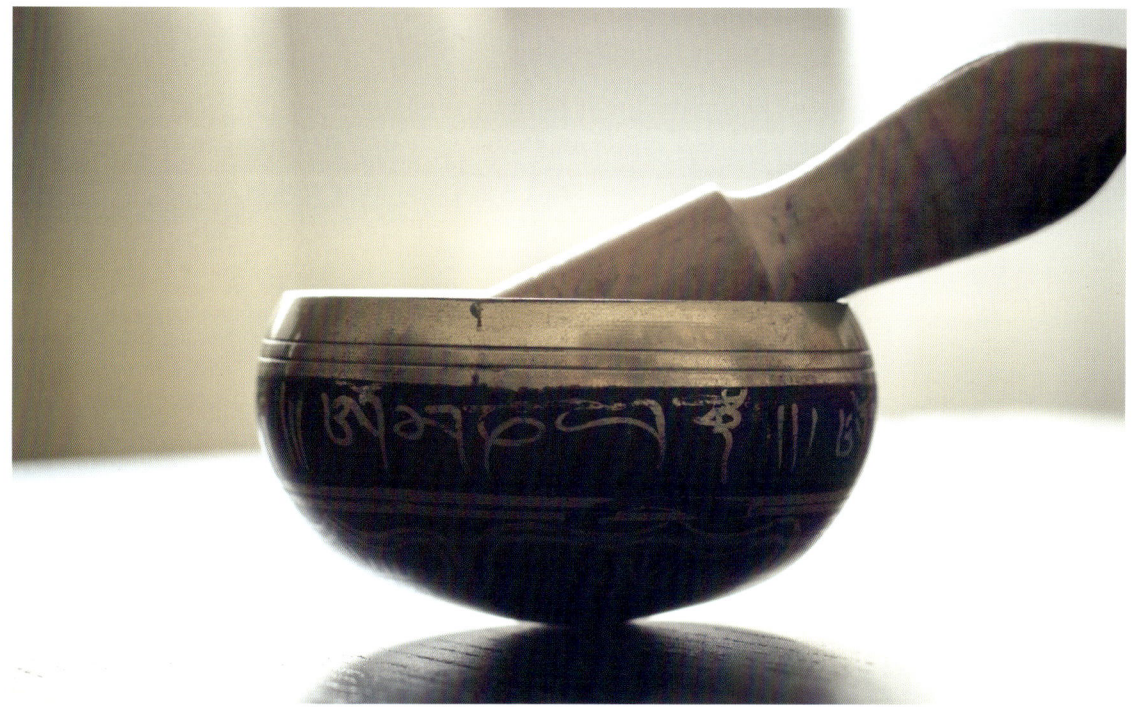

머신메이드 싱잉볼

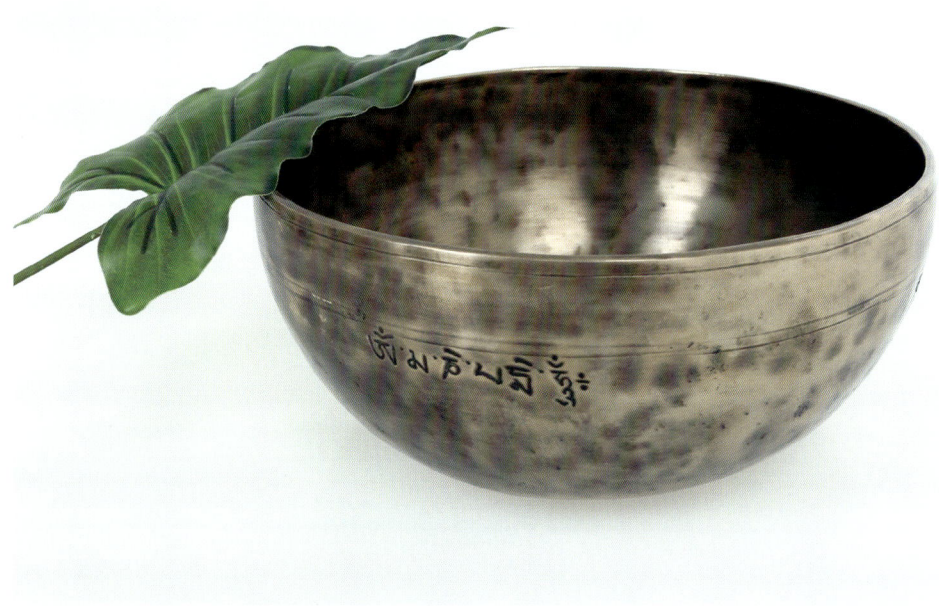

핸드메이드 싱잉볼

Choosing the right Singing Bowl
싱잉볼 고르기

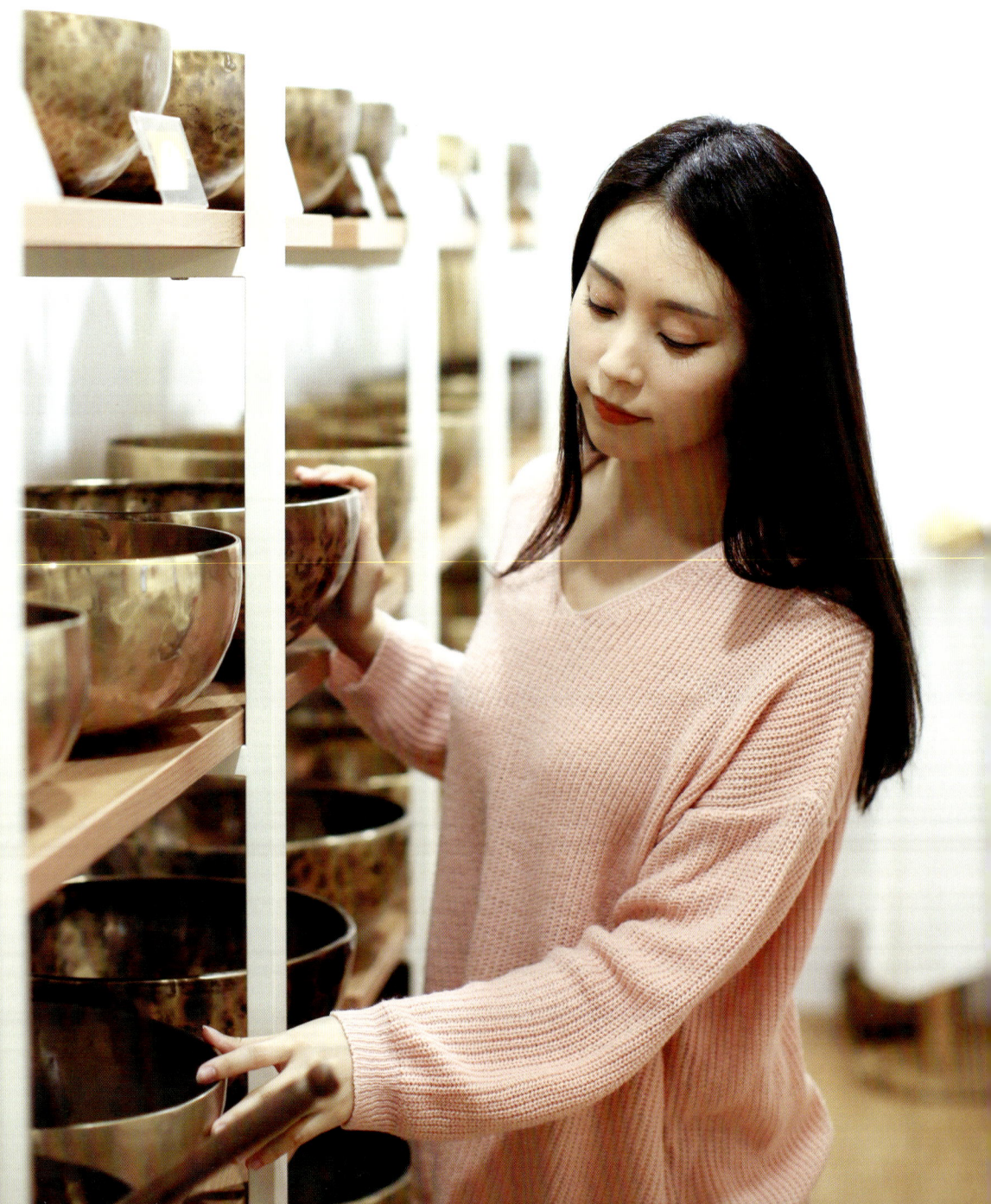

　　　　　　자신의 경제적 상황이나 목적, 취향에 의해 싱잉볼의 종류를 선택했다면 이젠 그 싱잉볼이 어떠한 진동을 내는지에 대해 관심을 가져야 합니다. 모든 싱잉볼은 각각 고유한 진동들을 가지고 있는데, 앞서 자신의 차크라에 필요한 진동을 선택한다면 우리는 좀 더 우리의 몸의 밸런스에 도움이 되는 싱잉볼을 선택할 수 있습니다. 싱잉볼이 어떠한 소리를 가지고 있는지는 싱잉볼 판매처에서 싱잉볼의 음계를 같이 표시해서 판매를 하고 있기 때문에 손쉽게 선택을 할수 있을 것입니다.

　　　　　　하지만 이러한 차크라 지표를 의지하지 않더라도 누구나 자신에게 맞는 싱잉볼을 선택할 수 있는 다른 방법이 있습니다. 바로, 눈을 감고 싱잉볼을 친 후 느껴지는 주관적인 느낌을 따라 왠지 끌리는 싱잉볼을 선택하는 근력 테스트 방법입니다. 대부분의 사람들은 자신에게 필요한 음을 직관적으로 좋다고 느낍니다. 재밌게도 이렇게 블라인드 테스트를 통하여 선택한 싱잉볼들 중 많은 싱잉볼이 자신의 불균형한 차크라 혹은 자기가 무의식적으로 필요로 하는 음인 경우가 많습니다. 직접 싱잉볼을 판매하는 상점에 가서 직접 싱잉볼의 진동을 느껴보면서 좋다고 느껴지는 나만의 싱잉볼을 골라보세요. 여러분들의 몸이 직접 여러분들에게 필요한 싱잉볼을 선택하도록 도와줄 것입니다. 다른 한 가지 방법은 근력 테스트를 이용한 방법입니다. 팔을 90도 정도로 들어 올려 보세요. 그리고 다른 사람이 들어 올린 팔을 살짝 눌러보게 하세요. 이때 팔은 내려가지 않을 정도의 버티는 힘을 가지고 있어야 합니다. 어느 정도 내려가지 않을 정도의 최소한의 힘으로 팔을 올린 후 테스트할 싱잉볼을 오른손에 들고서 옆 사람에게 들어 올린 팔을 살짝 힘을 주어 내리게 해봅니다. 이때 자신에게 맞는 싱잉볼이라면 순간적으로 버티는 힘이 매우 강해지게 될 것입니다. 반면에 자신에게 맞지 않는 싱잉볼이라면 여지없이 버티던 팔은 아래로 내려가게 될 것입니다. 이는 우리의 몸이 무의식적으로 우리에게 필요한 것에는 힘이 강해지고, 우리에게 해로운 것에는 힘이 약해지는 근육 역학의 원리를 이용한 테스트인데, 꽤 신빙성이 높습니다. 결론적으로 여러분들이 선택할 싱잉볼은 여러분들의 몸이 원하는 것이어야 합니다. 따라서 아무 싱잉볼을 그냥 선택하기보다는 나에게 필요한 진동을 선택하는 것이 싱잉볼의 도움을 더 효과적으로 받을 수 있는 방법이 됩니다.

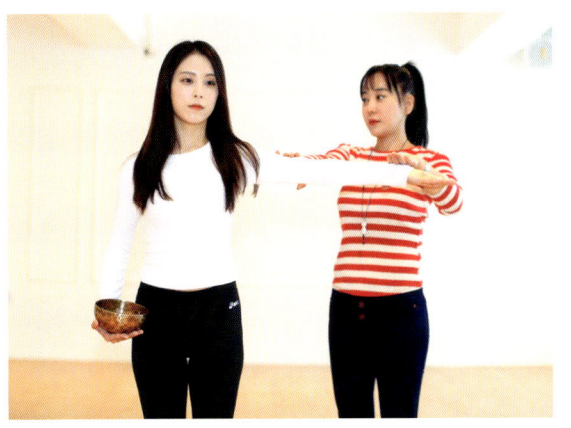

근력테스트 방법

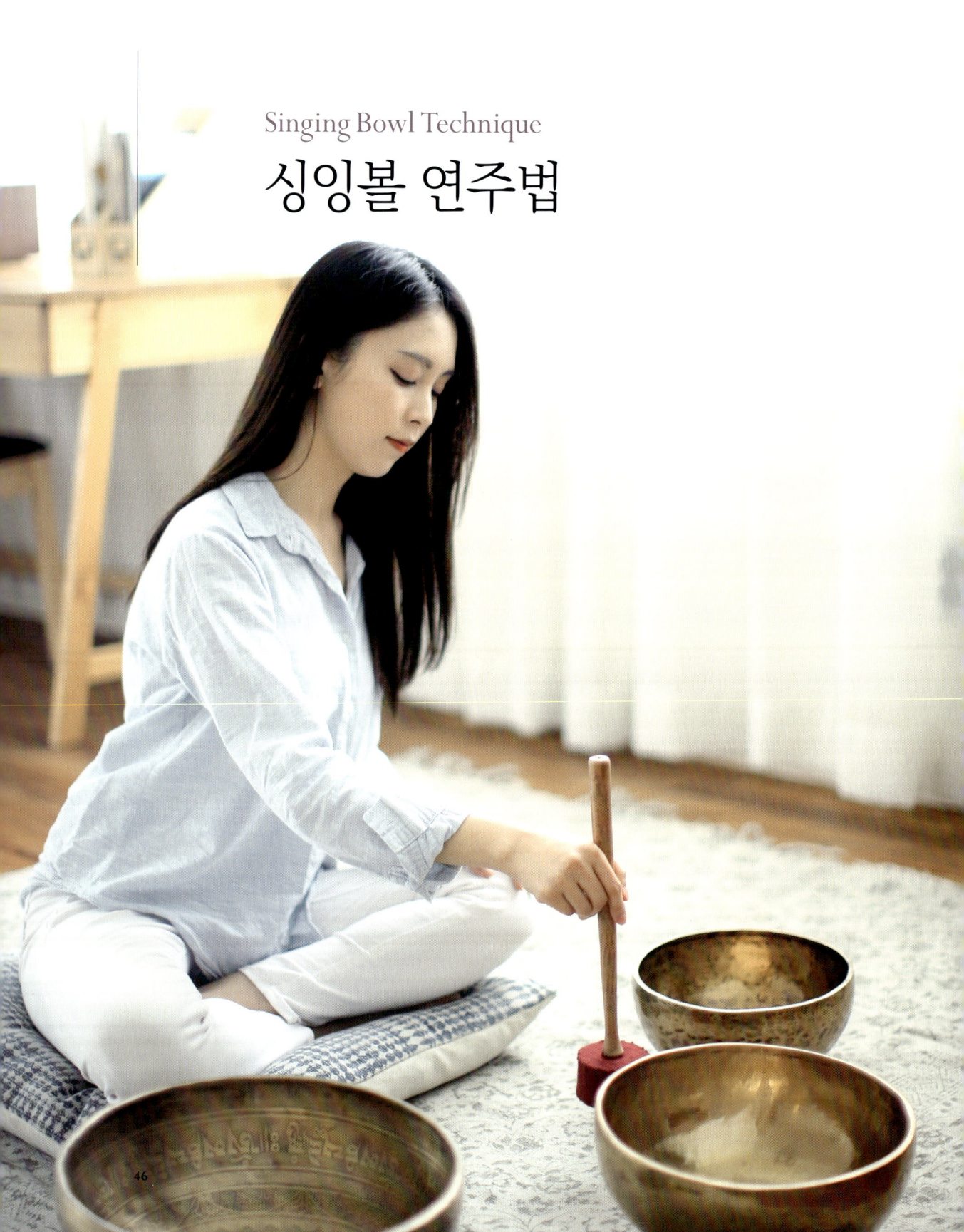

Singing Bowl Technique
싱잉볼 연주법

싱잉볼을 연주하는 방법은 스틱이나 해머로 치는 방법과 스틱으로 문질러서 공명진동을 만들어내는 두 가지 방법이 있습니다.

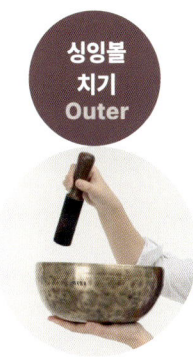

싱잉볼 치기 Outer

싱잉볼은 부드러운 스웨이드로 감겨진 나무 스틱으로 치면서 진동을 만들어내게 됩니다. 이때 싱잉볼을 살짝 쳐주면서 진동을 이끌어낸다는 느낌으로 쳐준다면 매우 아름다운 소리가 울려 퍼지게 됩니다. 싱잉볼을 치면서 진동을 만들어내는 것이 주목적이기 때문에 울림 진동이 제대로 울려 퍼지기 위해서는 반드시 싱잉볼의 가장자리를 쳐주는 것이 진동을 올바르게 퍼지게 하는 데 도움이 됩니다. 손에 들만한 사이즈의 싱잉볼을 칠 때는 왼 손바닥을 펴서 안정적으로 싱잉볼을 위치시킨 후 오른손으로 스틱을 쥐고 싱잉볼을 쳐줍니다. 들고 있는 위치는 가슴 정도의 높이가 좋으며, 큰 사이즈의 싱잉볼의 경우 무릎 위에 손을 올려둔 후 그 위에 싱잉볼을 올려두고 치곤합니다. 이때 바닥에 싱잉볼을 두고 칠 경우 바닥에 마찰에 의해 싱잉볼의 진동이 상쇄되거나 덜그럭거리는 소음이 날 수 있습니다. 따라서 반드시 고무 재질의 미끄럼 방지 패드를 깔아 주거나, 쿠션을 깔아주어 진동이 부드럽게 퍼져나갈 수 있도록 해주어야 합니다. 때로는 큰 사이즈의 싱잉볼은 스틱으로 칠 경우 너무 강한 나무 소리가 나기 때문에 전용 해머를 이용하여 쳐주면 더욱 부드러운 진동을 만들어낼 수 있습니다. 보통 개인 명상을 하거나 힐링의 방법으로 사용됩니다.

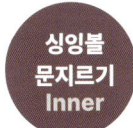
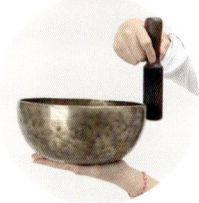

싱잉볼 문지르기 Inner

싱잉볼을 손바닥 위에 올려둔 후 싱잉볼의 가장자리를 스틱의 스웨이드 부분으로 약간 힘을 주어 문지르게 되면 마찰 진동이 일어나게 됩니다. 그 마찰 진동을 계속 증폭시킨다는 기분으로 가장자리를 따라 스틱으로 싱잉볼을 문지르게 되면 마찰 진동이 계속하여 증폭이 됩니다. 이때 이 증폭된 진동을 계속 살려내서 싱잉볼을 문지르면 싱잉볼 고유의 웅장한 소리를 만들어낼 수 있습니다. 이러한 문지르기 방법으로 만들어낸 소리는 지속적으로 싱잉볼의 파장을 동심원의 형태로 만들어내어 공간 전체로 진동을 퍼지게 만듭니다. 이러한 회전하는 에너지에 의해 공간을 정화한다든지, 개인 명상을 하는 용도로 사용하기 좋은 방법입니다.

Singing Bowl Tools
싱잉볼 도구

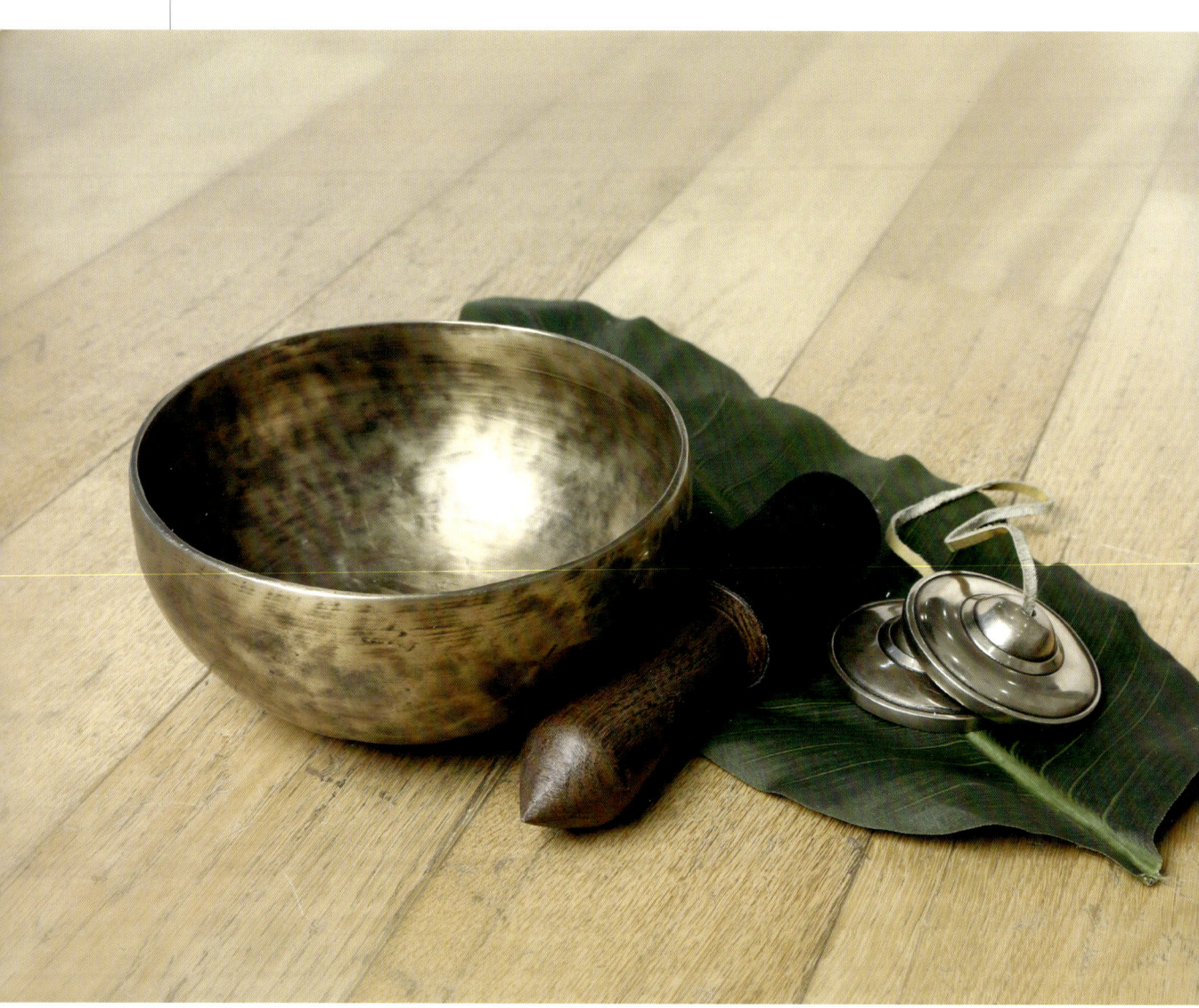

싱잉볼을 연주하기 위해서는 몇 가지 도구가 필요합니다.

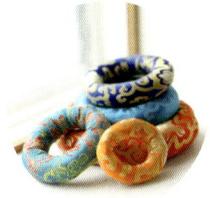

쿠션

먼저 진동을 잘 퍼지게 하기 위한 싱잉볼의 아래 부분에 놓을 쿠션이 필요합니다. 특히 나무바닥에서 싱잉볼을 연주할 경우는 반드시 쿠션이 필요합니다. 보통은 동그란 모양의 링 쿠션을 사용합니다. 혹은 네모난 모양의 작은 쿠션을 사용하기도 합니다. 사용자의 기호에 따라 선택을 하시면 됩니다. 때때로 자신의 싱잉볼의 음색에 맞는 컬러의 쿠션위에 올려놓으면 어떠한 소리를 가지고 있는지 쉽게 구분할 수 있습니다. 음의 손실 없이 좀 더 진동을 잘 전달하기 위해 때때로 미끄럼 방지 매트를 사용하기도 합니다. 이는 미관상 아름답지는 않지만 싱잉볼의 진동을 좀 더 잘 퍼지도록 돕습니다. 또한 몸 위에 싱잉볼을 올려놓는 것도 좋습니다.

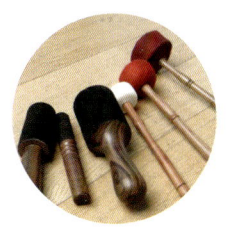

스틱

싱잉볼의 소리를 연주하기 위해서는 반드시 스틱이 필요합니다. 작은 싱잉볼은 부드러운 가죽천으로 감싼 나무 스틱으로 가장자리를 쳐서 소리를 냅니다. 30cm 정도 이상의 싱잉볼의 진동을 깨우기 위해서는 동그란 해머를 사용하기도 합니다. 나무 스틱으로 치기에는 너무 강한 쇳소리가 나기 때문에 해머를 사용해서 소리를 이끌어내면 보다 풍부한 진동을 만들어 낼 수 있습니다. 주로 힐링과 명상의 용도로 싱잉볼을 연주한다면 해머를 사용하여 진동을 만들어내는 것이 좋습니다.

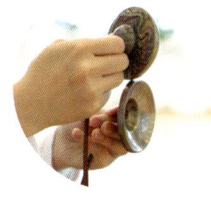

띵샤

싱잉볼 명상을 마무리 할 때 사용됩니다. 깊은 명상상태에서 깨어날 때 띵샤를 3번 정도 치면서 깨어날 시간이 되었다는 것을 알리게 됩니다. 명료하고 청아한 소리는 의식이 깨어나는 것을 돕습니다. 양손으로 띵샤의 줄 부분을 잡아 교차하는 방향으로 살짝 쳐주면 띵샤의 섬세한 소리가 퍼지기 시작합니다.

Maintaining Singing Bowl
싱잉볼 관리하기

　　싱잉볼의 관리법은 특별히 어렵지는 않습니다. 금속합금으로 되어 있기 때문에 외부 변형에 대해서는 기본적으로 강합니다. 하지만, 계속 사용하다 보면 싱잉볼이 더러워지거나 먼지가 쌓일 수도 있습니다. 이럴 때는 따뜻한 물에 레몬을 살짝 넣어 레몬 워터를 만든 후 싱잉볼을 온찜질을 해준 후 마른 수건으로 닦아주면 됩니다. 혹은 따뜻한 비눗물로 닦아준 후 씻어주는 것도 좋습니다. 이렇게 물을 사용해서 싱잉볼을 닦아줄 경우에는 세척이 끝나면 재빨리 마른 수건으로 물기를 닦아줍니다. 만약 물기를 오래 방치할 경우 싱잉볼에 얼룩이 생길 수도 있습니다. 종종 오래된 엔틱 싱잉볼의 경우에는 녹색의 녹이 싱잉볼 표면에 발생할 수도 있습니다. 이럴 때는 무리해서 녹을 제거하기보다는 물수건을 이용해서 살살 녹이 생긴 표면을 문질러서 닦아주면 됩니다. 녹색의 녹은 인체에 좋지 않으므로 싱잉볼이 산화되어 녹이 생기지 않도록 틈틈이 잘 닦아 주는 것이 좋습니다.

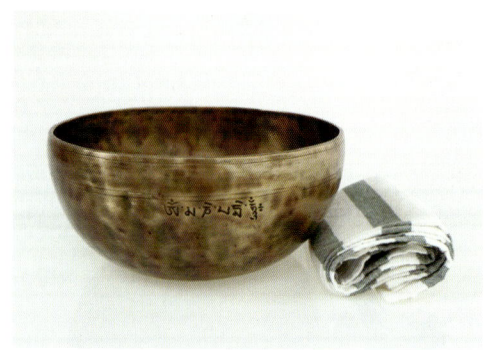
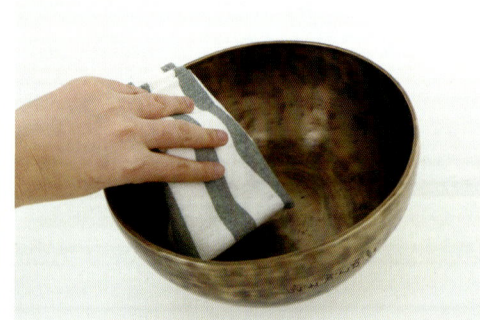

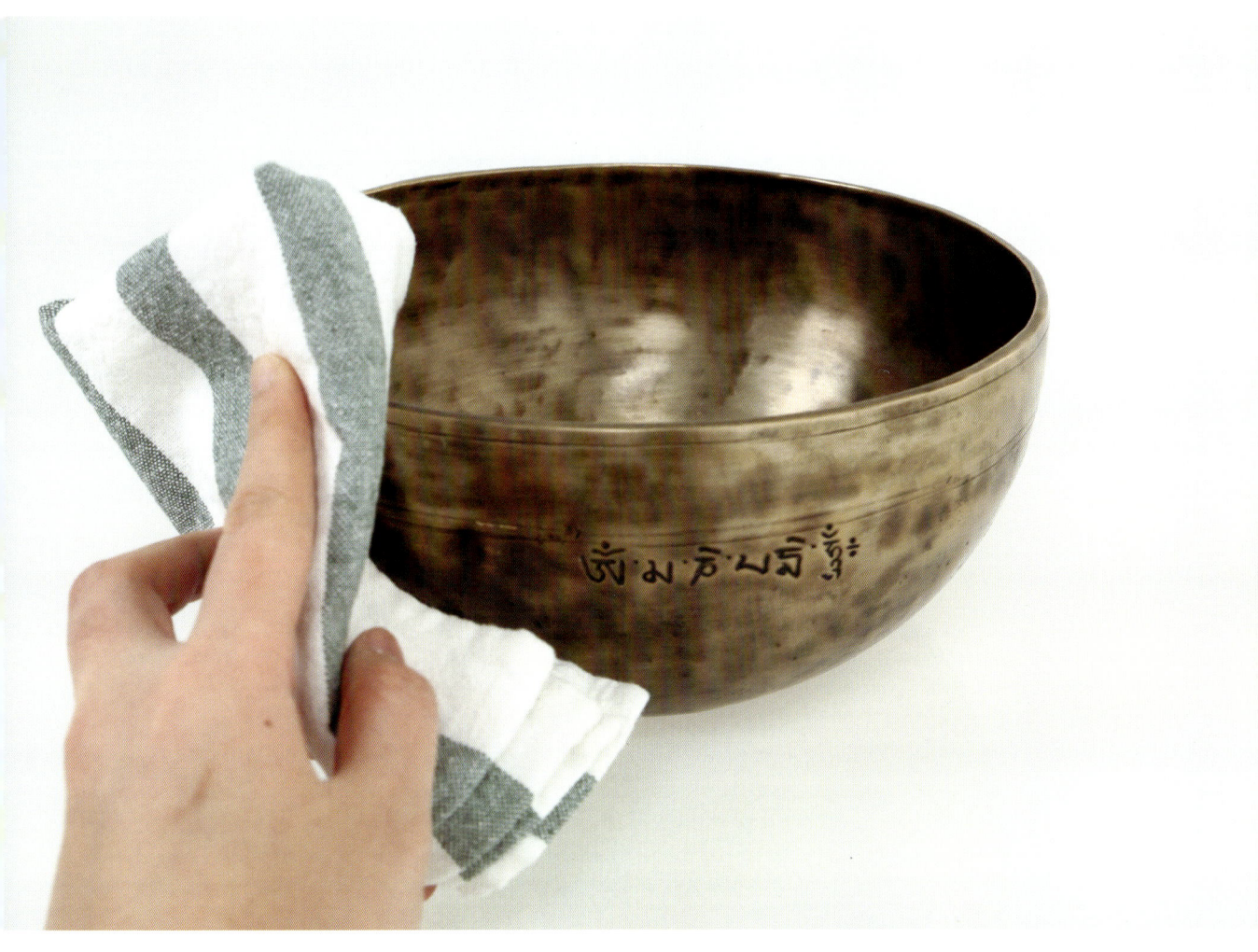

Antique Singing Bowl
오래된 싱잉볼

오늘날 판매되는 대부분의 싱잉볼은 새로 만들어진 싱잉볼이지만 때때로 우리는 수백 년 된 엔틱 싱잉볼을 만나게 됩니다. 이러한 싱잉볼들이 샵에서 고가에 팔리는 이유는 그 희소성과 오랜 세월 동안 사용된 이력 때문입니다. 수백 년 전, 혹은 수천 년 전, 싱잉볼의 용도는 그야말로 명상과 특별한 의식을 위해서였습니다. 그것들의 제작 과정은 오늘날보다 훨씬 정성스러웠으며, 싱잉볼의 주인은 스님들인 경우가 많았습니다. 특히 몇몇 싱잉볼에는 자신의 이름을 새겨 놓은 경우가 있습니다. 엔티크 싱잉볼을 보면 종종 그 당시 주인들의 이름들이 새겨져 있는 걸 발견할 수 있는데, 이렇게 오래된 역사와 특별한 용도를 가졌던 싱잉볼은 좀 더 특별한 힘이 있다고 믿어집니다.

또한 오랜 시간 사용된 싱잉볼은 좀 더 풍부하고 깊은 음색을 만들어냅니다. 전통적으로 싱잉볼은 망치로 두들겨서 만드는데, 오랜 시간 사용한 싱잉볼은 그만큼 두들겨지며 제련의 과정을 겪었기 때문입니다. 중고 싱잉볼이 더 특별한 가치를 가지게 되는 것은 이 때문입니다. 여러분의 싱잉볼도 계속 치게 되면 처음 샀을 때 보다 더욱더 소리가 좋아지는 놀라운 마법을 경험하게 될 것입니다. 싱잉볼은 매일 쳐 주는 것이 좋겠죠?

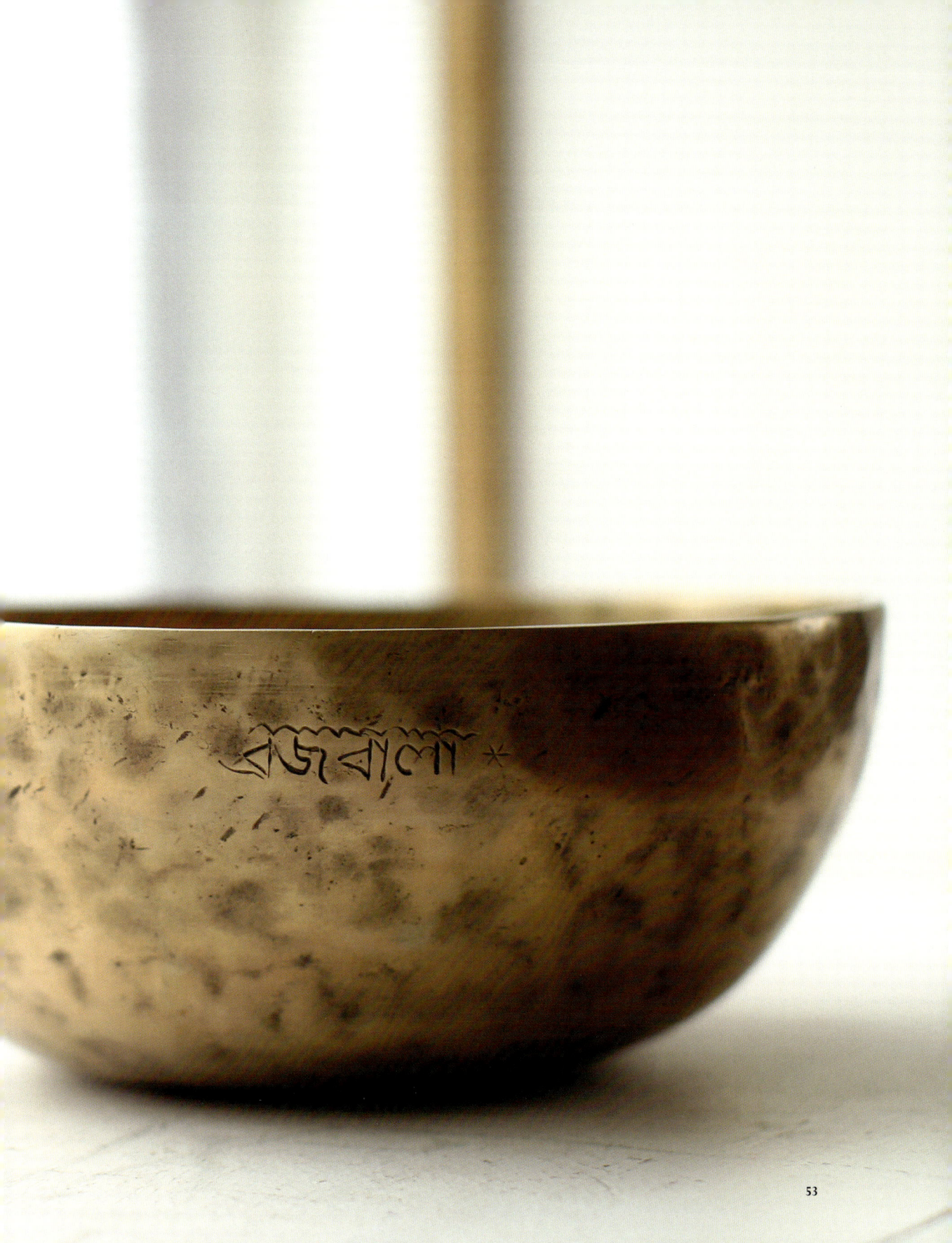

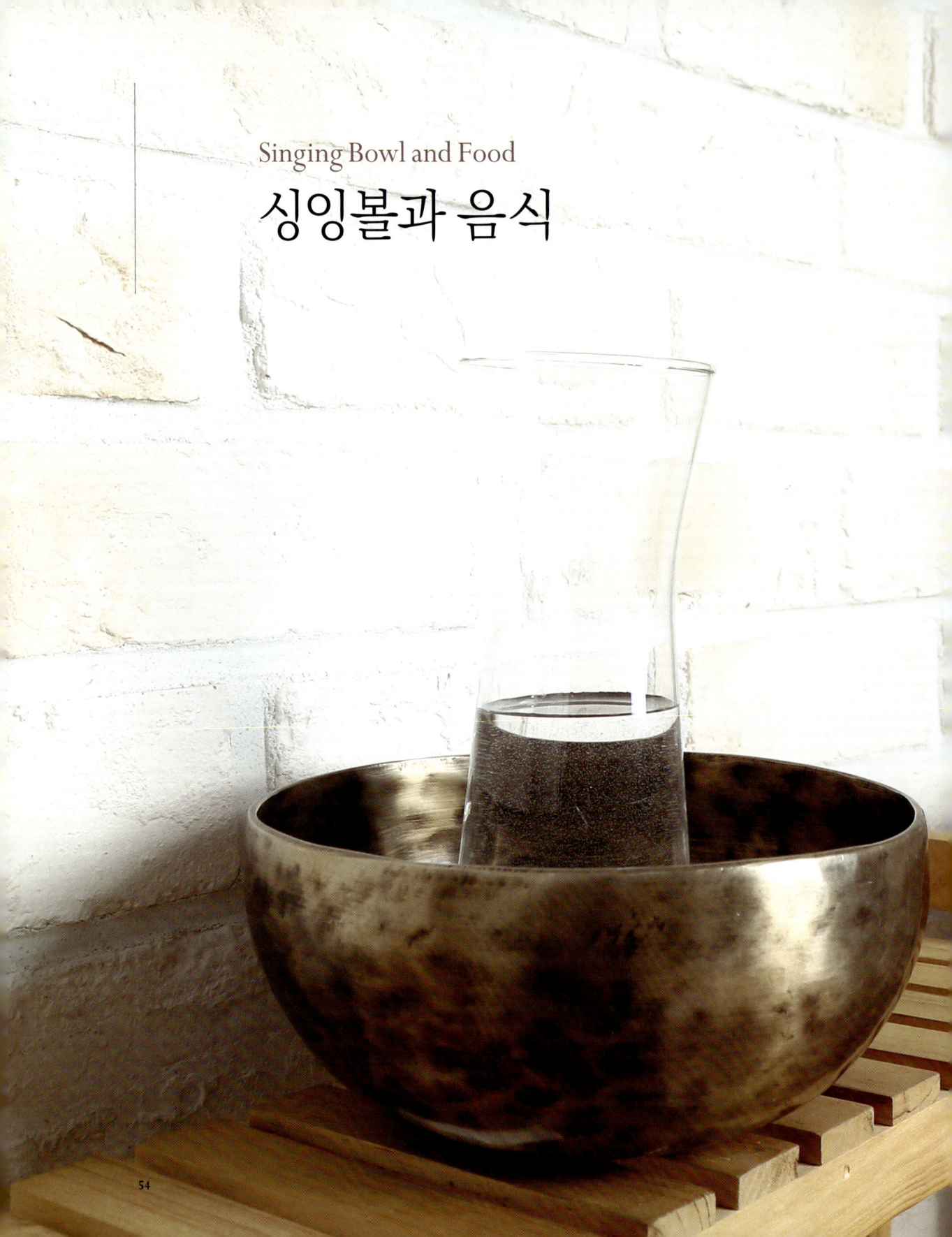

Singing Bowl and Food
싱잉볼과 음식

간혹 옛날 문헌을 보면, 싱잉볼을 식기로 사용했다는 기록이 있습니다. 하지만, 오늘날 판매되는 싱잉볼을 식기로 사용해서는 안 됩니다. 왜냐하면 싱잉볼의 후가공 단계에서 엔틱한 느낌을 내기 위해 컬러를 입히는 화학 작업을 합니다. 따라서 컬러가 입혀진 싱잉볼에 물을 담아 마신다거나, 식기처럼 음식을 넣어 먹으면 안 됩니다.

진동은 물 분자를 쉽게 변화시킵니다. 만약 싱잉볼의 진동을 음식에 전사해서 먹고 싶다면, 음식보다는 물을 이용하시는 것이 좋습니다. 싱잉볼 안에 물컵을 놓고 싱잉볼을 쳐서 진동을 넣어 준다든지, 싱잉볼 근처에 물컵을 두고 싱잉볼을 쳐서 진동을 전사시켜 주면 됩니다.

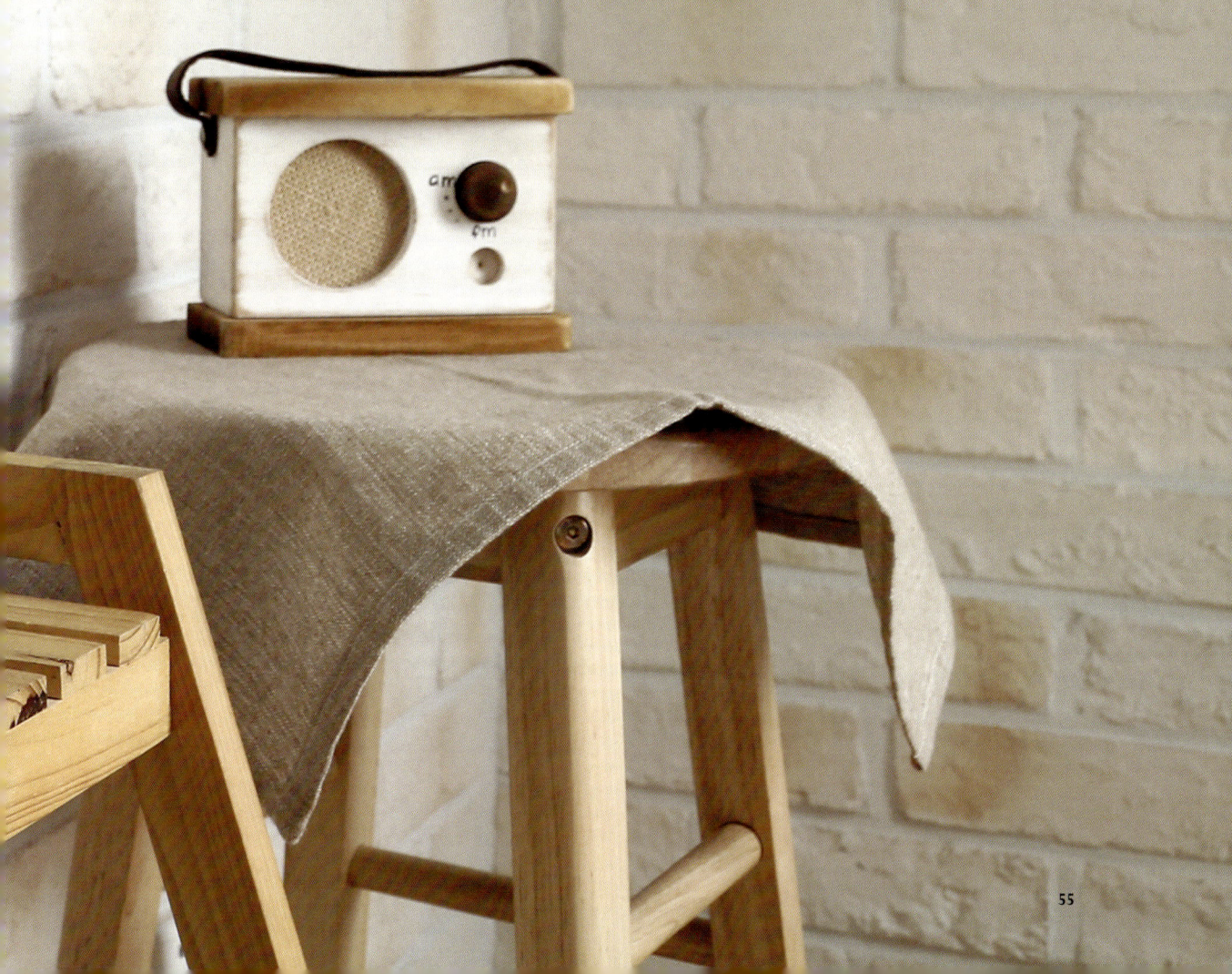

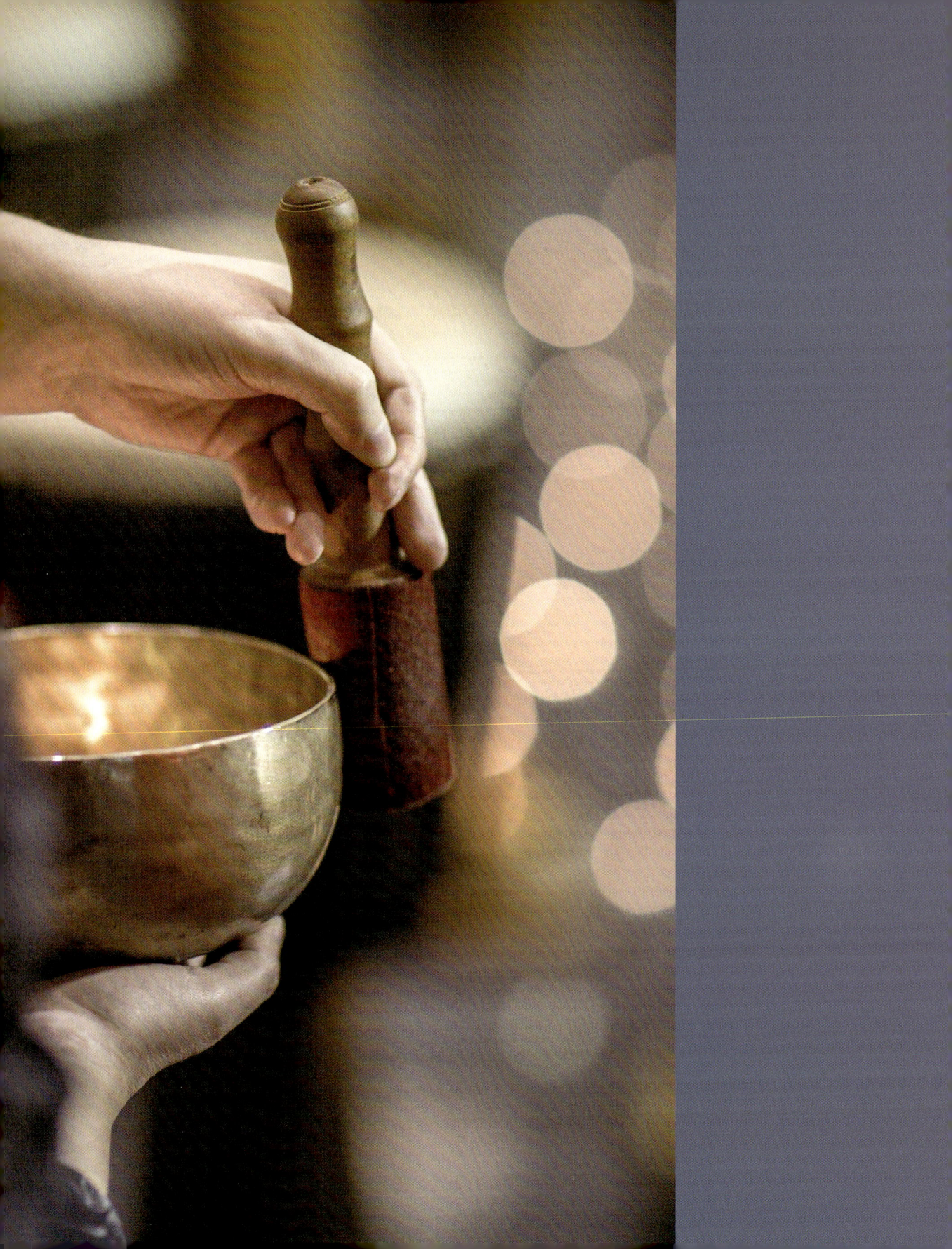

3 | **싱잉볼
명상**

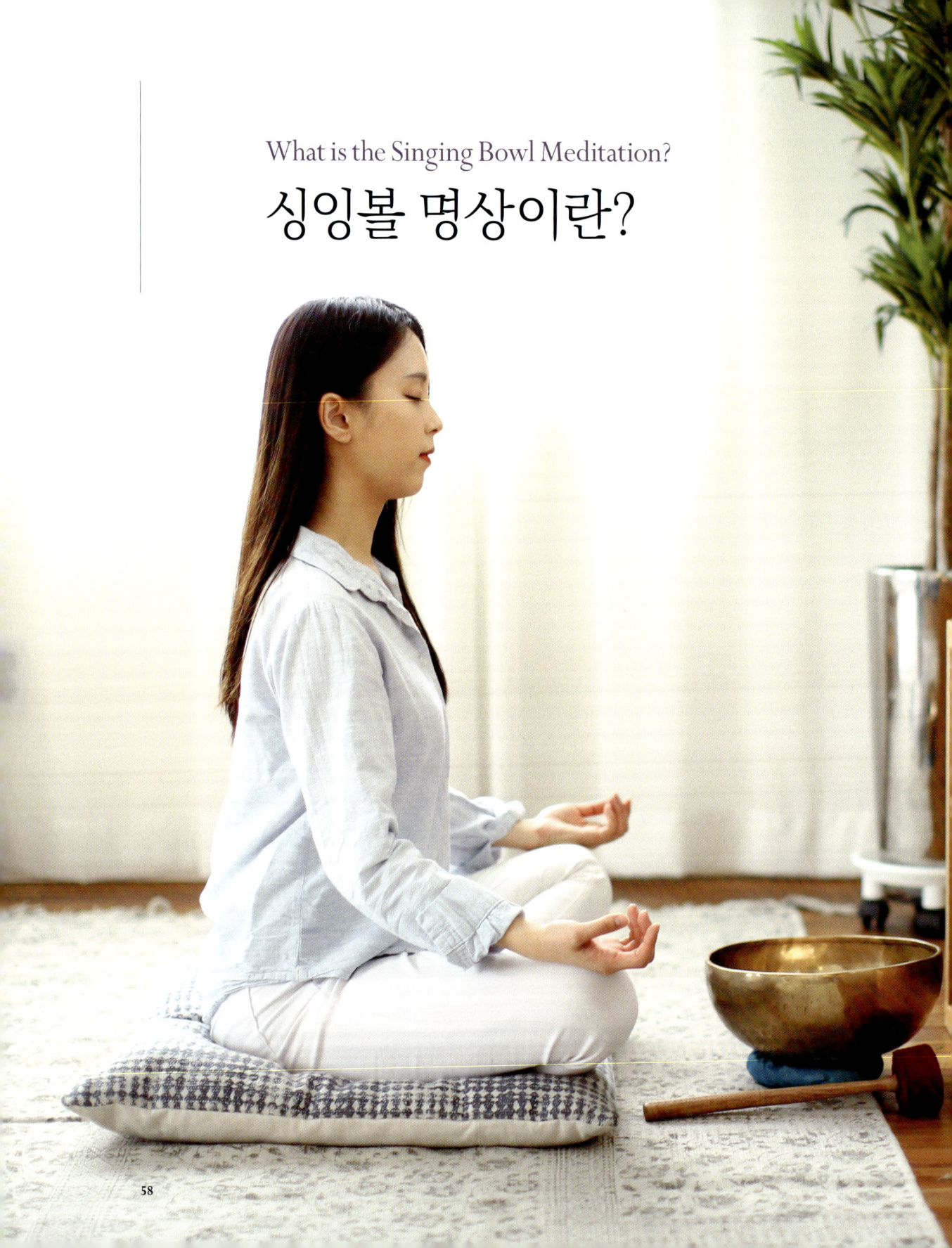

What is the Singing Bowl Meditation?
싱잉볼 명상이란?

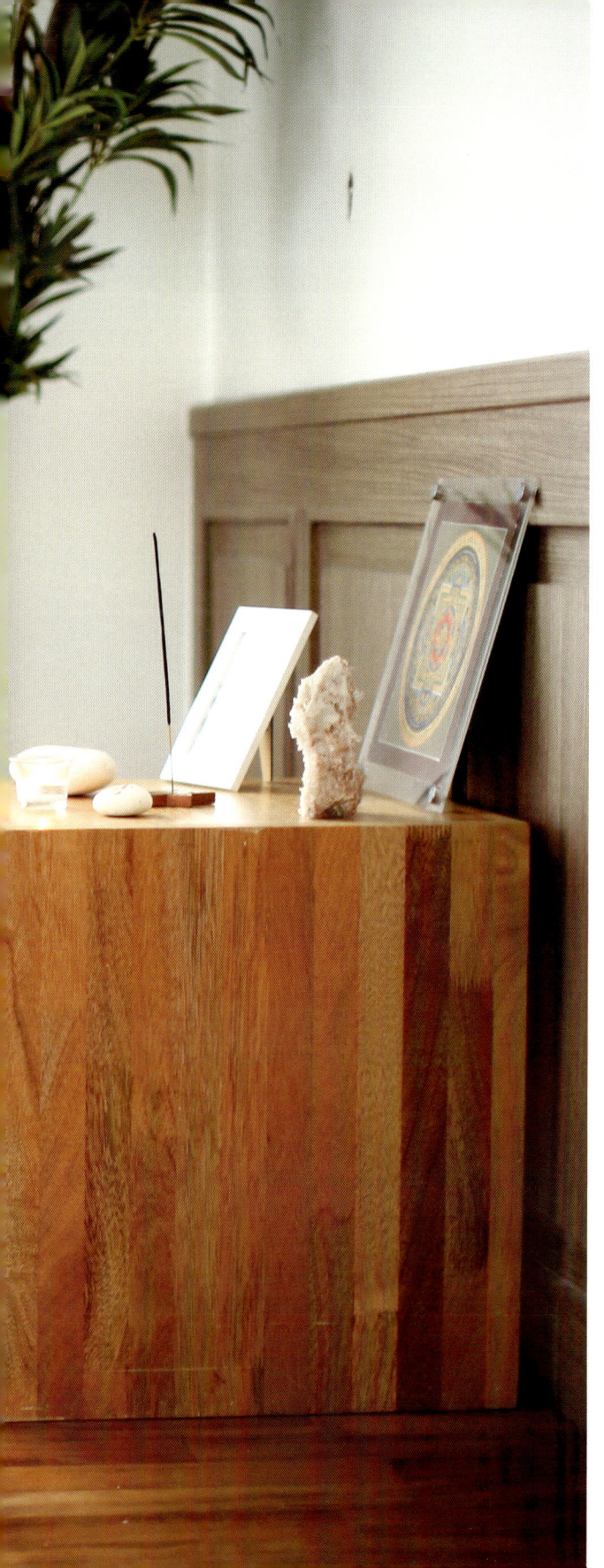

싱잉볼 명상은 싱잉볼의 소리를 이용한 일종의 소리 명상의 하나입니다. 눈을 감고 가만히 싱잉볼의 소리를 들으면서 명상을 하면 누구나 쉽게 명상에 들어갈 수 있습니다. 명상을 하는데 싱잉볼은 매우 중요한 역할을 하게 됩니다. 싱잉볼의 잔잔하고 풍부한 소리는 명상에 들어가기 전의 몸과 마음을 매우 편안하게 만들어 줍니다.

또한 이 신비한 진동은 자연스럽게 매우 깊은 단계의 명상 상태까지 우리를 단 시간 안에 이끌어 줍니다. 단지 소리를 듣는 것만으로도 명상이 정말 가능할까요? 네. 그렇습니다. 명상이 어렵다는 생각은 이젠 내려놓아보세요! 싱잉볼이 있다면 누구나 집에서 쉽게 명상을 시작해 볼 수 있습니다.

Liberation from postures
자세로부터 해방

현대인들이 명상을 어렵게 느끼는 이유 중에 하나는 하나의 자세로 오랫동안 앉아 있어야 하는 데서 오는 중력에 의한 몸의 경직과 힘듦 때문입니다. 하지만 싱잉볼을 이용한 명상은 특별한 명상 자세에 구애받지 않습니다. 심지어 누워있는 자세로도 명상을 즐길 수 있습니다. 오랜 시간 앉아있을 수 없는 노약자나, 임산부, 환자들 또한 가능합니다. 명상이란 우리의 의식을 특정한 의식 상태로 사용하여, 끌려다니던 생각과 마음을 다스리고, 생각이 끊어진 상태에 머무는 것입니다. 하지만 싱잉볼 명상 때는 싱잉볼 소리에 의해 시끄러운 마음의 소리가 자연스럽게 줄어들고, 그 특수한 의식 상태를 유지하는 것을 도와줍니다. 오히려 자세에서 오는 몸의 긴장을 느끼지 않게 됨으로써 우리는 더 편하게 명상에 들어갈 수 있게 됩니다. 자세에서 해방되면서 싱잉볼의 느리고 편안한 소리를 듣다 보면, 몸이 쉽고 깊게 이완되는 것을 느낄 수 있습니다. 하지만 단순히 이완되는 것만이 싱잉볼 명상의 목적은 아닙니다. 우리가 명상을 삶 속에서 즐기기 위해서는 먼저 명상을 할 준비를 해야 합니다. 편안한 몸과 마음이 그 첫 번째 단계입니다. 세상에서 가장 편한 자세를 취해 보세요. 기대거나 누워도 좋습니다. 네. 이제 당신은 비로소 명상할 준비가 되었습니다.

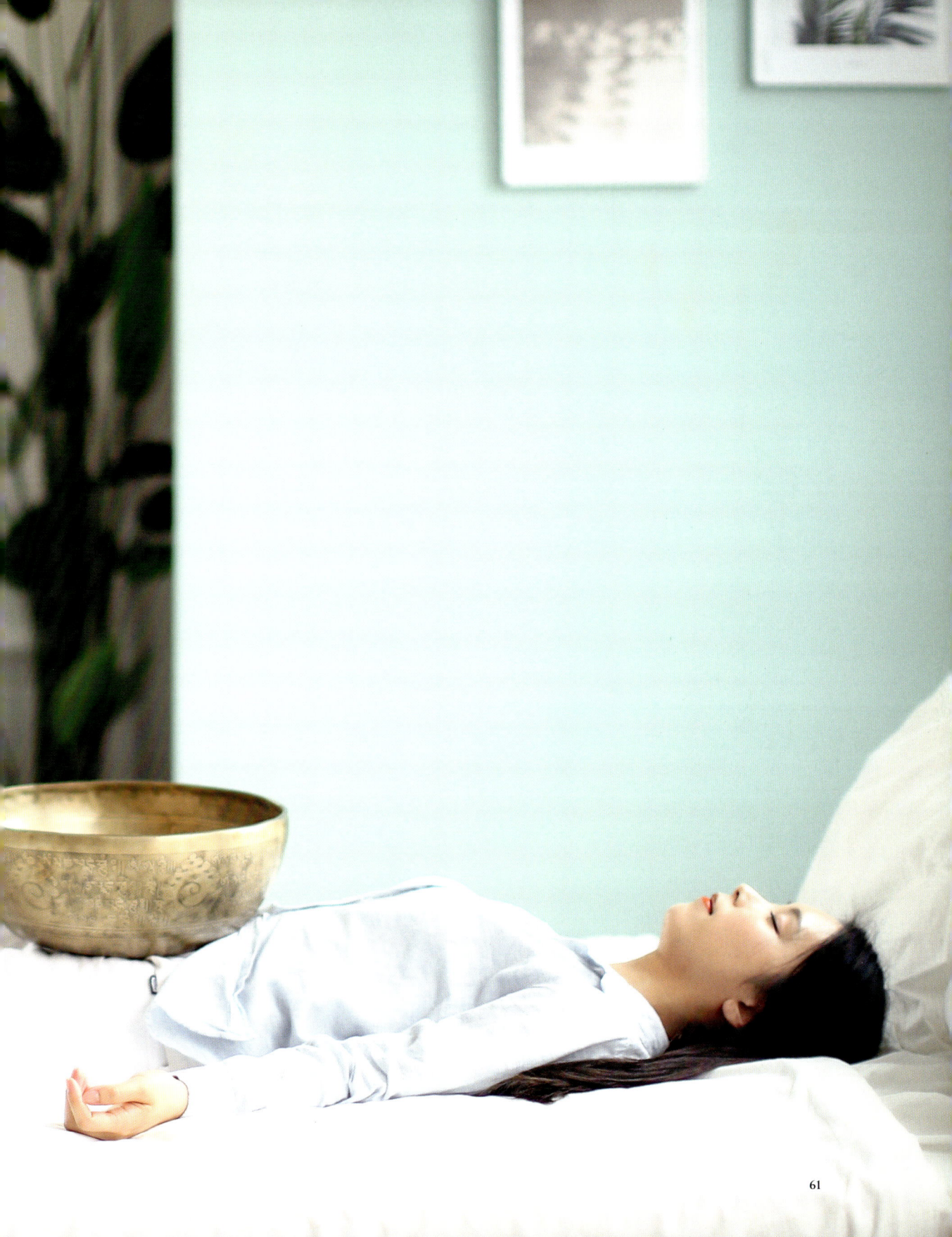

The Power of Meditation that rules over thinking
생각을 다스리는 명상의 힘

우리는 끊임없이 생각들 속에서 살아갑니다. 우리 몸을 병들게 하는 스트레스도 이러한 생각을 제어할 수 없음에서 비롯됩니다. 하지만 안타깝게도 우리는 현재 우리가 무슨 생각을 하여 행동을 하는지조차 모르고 살아가는 경우가 대부분입니다. 여러분들도 한번 화가 나면 나를 화나게 한 그 사람이 사과나 행동을 바꾸지 않으면 쉽게 화내는 것을 멈추지 않을 것입니다. 언제나 우리는 "네 탓"을 하곤 하죠. 하지만, 정녕 그 대상이 잘못한 것일까요? 아니면 대상을 보고 내 안의 꼬여 있는 마음들에 의해 분노가 일어난 것일까요? 나는 왜 그것이 당연히 화가 나야 되는 것이라고 정의 내렸던 것일까요? <u>명상이란 의식을 특정한 것에 집중을 하는 행위로서, 나의 마음을 객관적이게 바라볼 수 있게 도와줍니다. 또, 현재 내가 어떤 생각을 하고 있는지 알아차릴 수 있는 힘을 기르게 해주고, 그것이 만약 옳지 못한 생각이라면 즉시 멈추는 것을 도와줍니다.</u> 우리는 몸의 건강과 힘을 기르는 것에만 치중했지, 의식의 힘을 기르는 일에는 소홀했는지 모릅니다. 이제는 명상을 통해 의식의 힘을 길러보는 것은 어떨까요?

명상을 하면 얻을 수 있는 의식의 힘

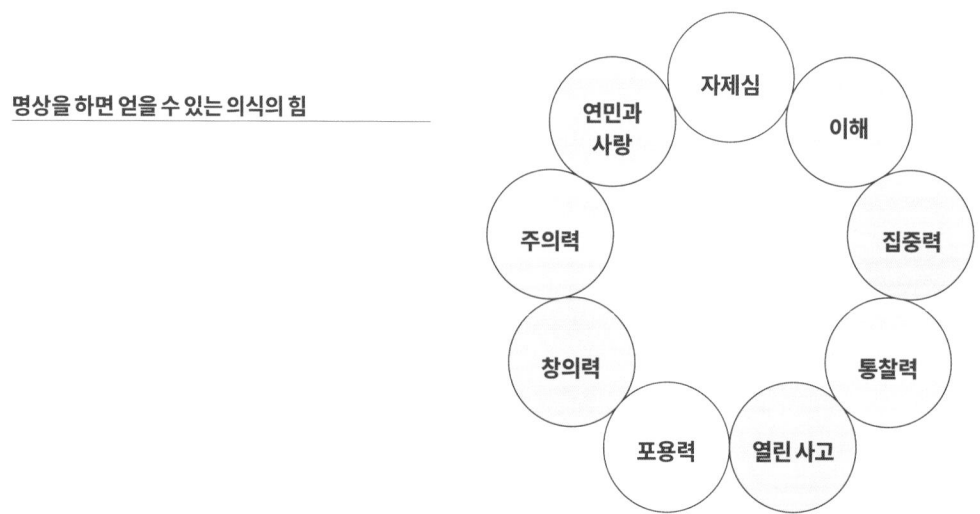

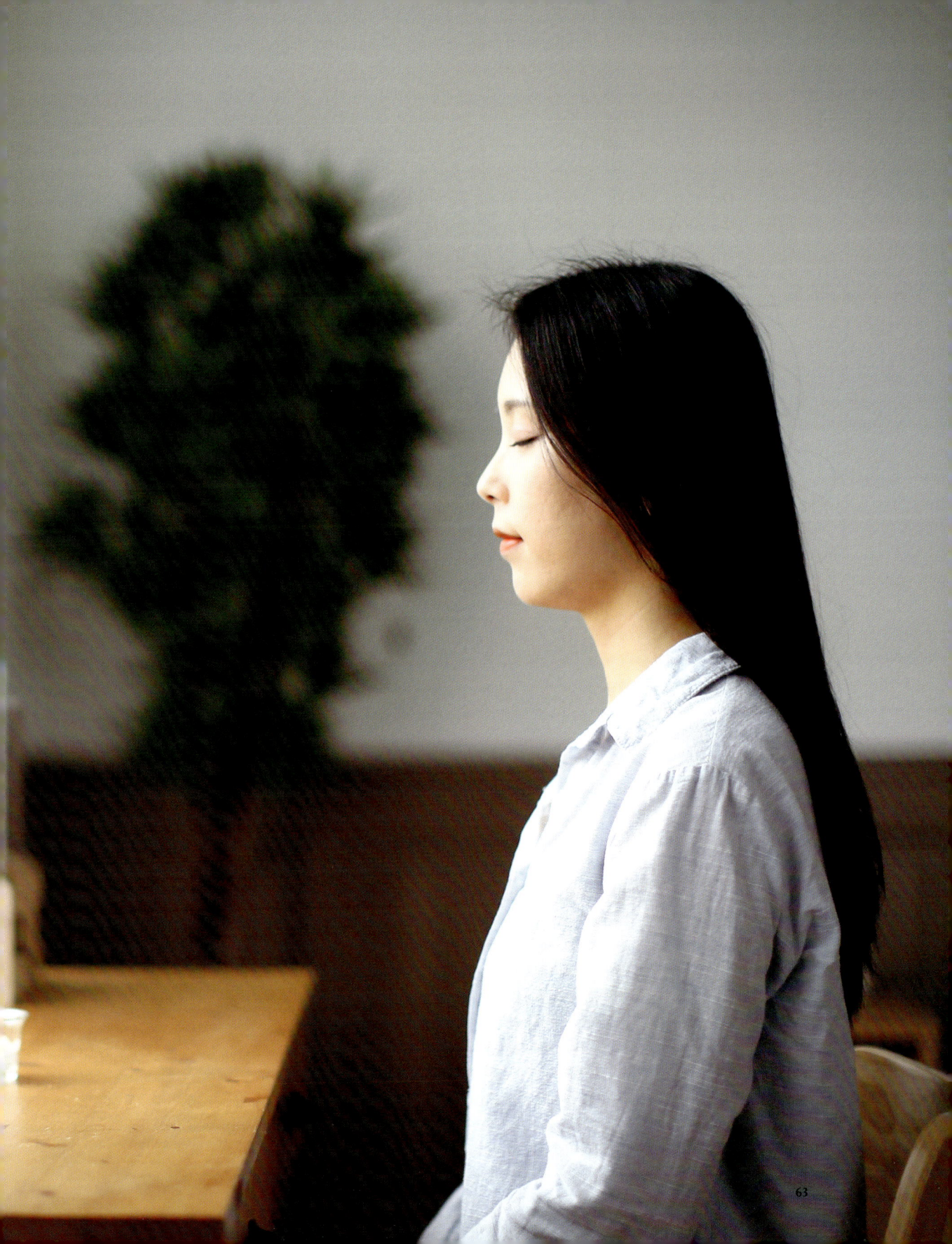

Concentration and Mindfulness
집중하기와 알아차리기

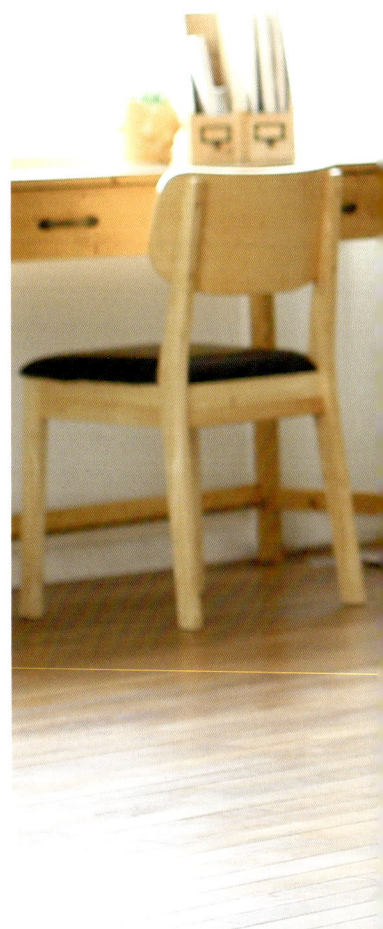

　　　　명상의 전제조건은 반드시 깨어 있는 상태에서 어떠한 의식 상태를 유지해야만 한다는 것입니다. 따라서 명상의 방법은 크게 두 가지로 나뉘게 됩니다. 하나는 의식을 하나의 대상에 집중하는 '집중 명상'과, 다른 하나는 변화하는 대상을 알아차리면서 계속 지각하는 '알아차림 명상'입니다. 싱잉볼 명상 시에 이러한 명상의 요소가 들어가게 되면 우리는 훌륭한 명상을 경험하게 됩니다. 예를 들면 싱잉볼의 단일 소리에 집중을 하고 있다거나, 다양한 싱잉볼의 변화하는 소리들을 계속 지각하면서 알아차리는 방법들로 나뉠 수가 있습니다. 이 두 규칙을 지킨다면 우리는 다양한 명상을 시도해 볼 수 있습니다.

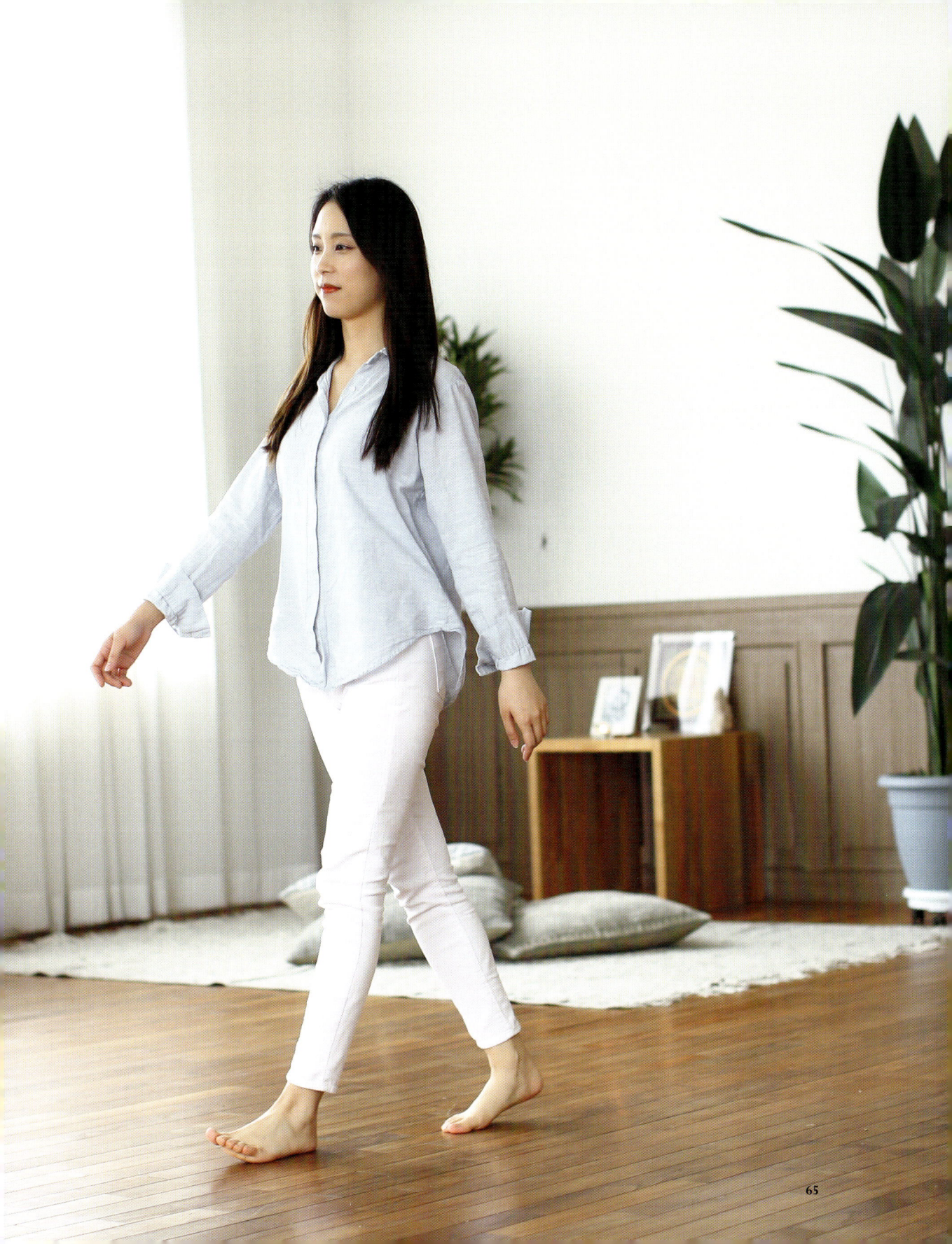

Singing Bowl and Brainwave
싱잉볼과 뇌파

　　　　　싱잉볼의 진동은 뇌파를 동기화 시킵니다. 때때로 싱잉볼이 가진 맥놀이는 우리의 뇌파를 특별한 의식 상태로 데려다줍니다. 맥놀이란 주파수의 차가 매우 근접한 2개의 파동이 서로 간섭을 일으켜서, 새롭게 생겨나는 합성파를 말합니다. 예를 들어 150Hz와 153Hz의 두 주파수가 근처에서 진동하게 되면, 그 차이인 3Hz의 맥놀이 파동을 만들어 내게 됩니다.
　　　　　우리의 가청 범위가 20Hz에서 20,000Hz이기 때문에 이 소리는 귀로 들리지는 않지만, 존재하는 미세한 진동이 됩니다. 싱잉볼의 풍부한 진동들이 다양한 맥놀이를 만들어내게 되는데, 이 맥놀이 파동에는 2~8Hz의 진동이 많습니다. 이러한 웅웅웅 거리는 진동이 우리의 뇌파를 알파파, 세타파, 델타파 상태로 빠르게 동기화 시켜줍니다. 싱잉볼의 진동이 깊은 이완과 명상에 좋은 이유는 바로 이 진동의 맥놀이 효과 때문이죠.

베타파 Beta — **13-30Hz**
깨어있는 일상 의식 상태로, 눈을 뜨고, 걷고, 생각하며, 삶 속에서 열심히 살아가고 있을 때, 베타파가 우리의 뇌를 지배한다. 베타파 상태일 때 우리의 몸은 긴장하며, 약간의 흥분 상태를 유지한다.

알파파 Alpha — **8-13Hz**
편안하게 이완되고 느슨해진 상태이다. 고요, 편안함, 연민과 사랑을 느낄 때 알파파 상태가 된다. 명상파라고도 하며, 몸과 마음이 매우 안정된 상태를 말한다.

세타파 Theta — **4-8Hz**
꾸벅꾸벅 졸고 있는 상태이다. 얕은 수면 상태로, 매우 깊은 이완상태를 이야기한다. 지각과 꿈의 경계의 상태로, 심상화가 많이 일어나며, 통찰력과 아이디어들이 생겨나는 상태이다. 매우 깊은 명상상태를 말하기도 한다.

델타파 Delta — **0.5~4Hz**
꿈이 없는 잠의 상태로, 의식이 없는 깊은 잠에 빠져 있는 상태이다. 깊은 트렌스 상태에 도달하게 해주며, 많은 양의 성장호르몬이 발생되고, 몸의 자연치유가 일어나기 시작한다.

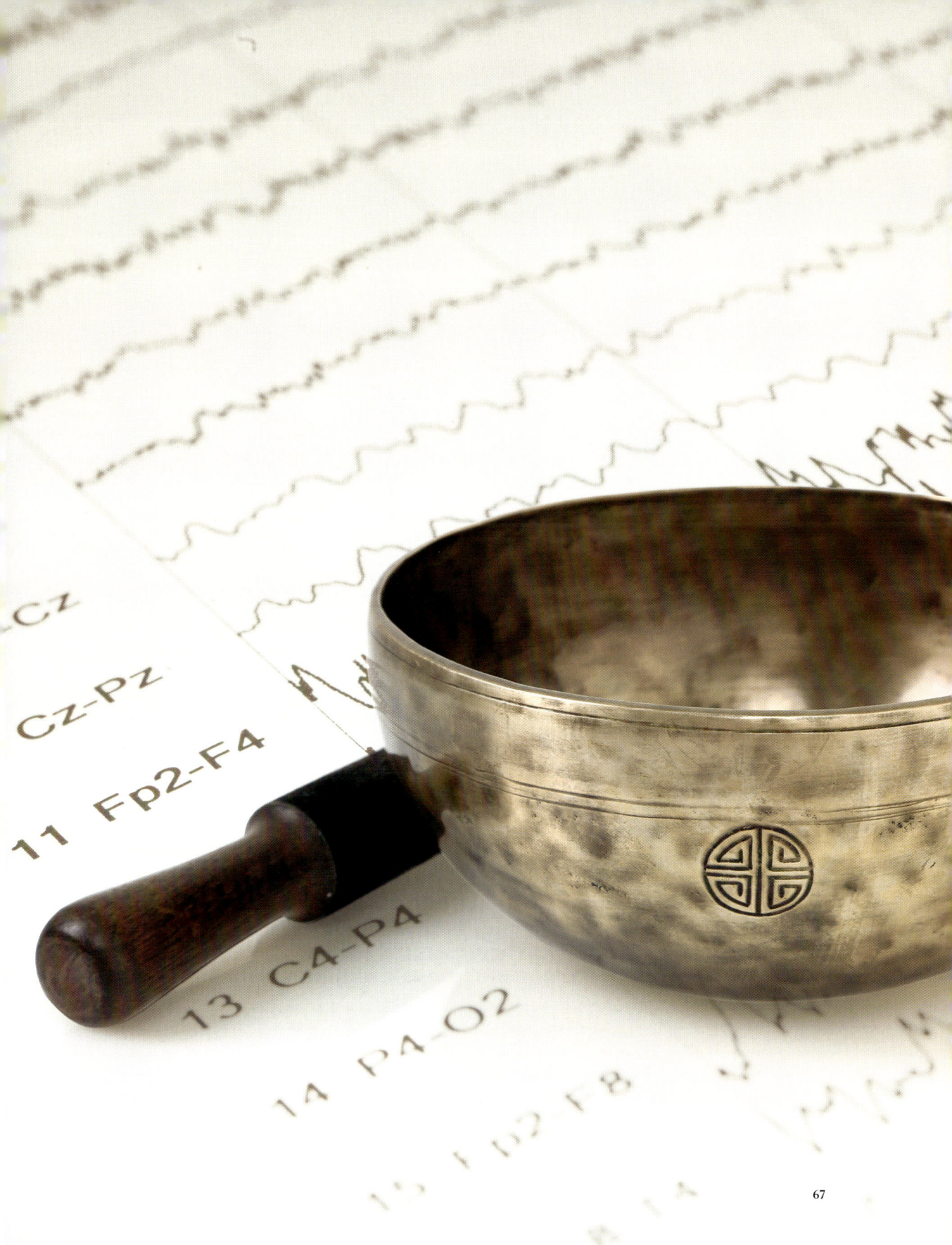

The power of theta waves, A Zero Consciousness State
세타파의 힘, 제로 의식 상태

명상의 궁극적인 목적은 스스로 날뛰는 생각들을 다스리는 힘을 길러, 고요한 삼매에 들어가고, 해탈에 이르는 것입니다. 현대인들에게 깨달음이니, 해탈을 권할 수는 없습니다. 명상의 과정에서 일어나는 생각과 마음을 다스리는 힘, 그리고 고요해지는 의식이 바로 명상에서 얻을 수 있는 이익입니다. 이러한 과정은 수십 년 명상을 한 사람도 다다르기 어려운 경지입니다. 생각과 마음을 멈추고, 삼매에 들어간다는 것은 실제로는 너무나 힘들기 때문입니다. 하지만 싱잉볼과 함께 명상을 하게 되면 이 모든 과정을 단번에 뛰어넘어 생각이 끊어진 깊은 삼매에 들어가는 것을 돕습니다.

싱잉볼 명상의 핵심은 제로 의식 상태입니다. 제로 의식 상태란 삼매, 모든 것이 끊어지고 텅 비어진 공(空)의 의식 상태를 말합니다. 싱잉볼의 진동이 우리의 뇌파를 세타파로 동기화 시키는 동안 가수면 상태로 바뀌게 됩니다. 싱잉볼 명상을 하는 많은 사람들이 코를 골면서 수면 상태에 종종 빠지는데, 공통적인 반응들은 깨어나면 늘 자기가 코를 골면서 잔 것을 알지 못하고, 매우 고요한 상태에서 소리를 들으며 깨어 있었다고 이야기합니다. 몸은 깊은 이완 상태로 들어가지만, 의식은 깊은 무의식이 지배하는 시간으로 바뀌어 가는 것이죠.

세타파는 매우 깊은 명상 상태에서 나오는 뇌파라 알려져 있습니다. 이때 우리의 의식 상태는 변성의식상태로 전환이 됩니다. 이 변성의식상태에서는 통찰이 일어나고, 수많은 잠재 능력들이 개발됩니다. 싱잉볼은 수십 년간 명상을 한 경지를 단 10분 만에 일으킵니다. 명상을 위해 투자해야 할 모든 시간들을 단축시켜 줍니다. 싱잉볼 명상은 그야말로 진동에 의해 일어나는 자연스럽게 들어가는 명상입니다. 그저 가만히 침묵하면서 소리를 듣는 것만으로 누구나 깊은 명상 상태에 들어갈 수 있습니다.

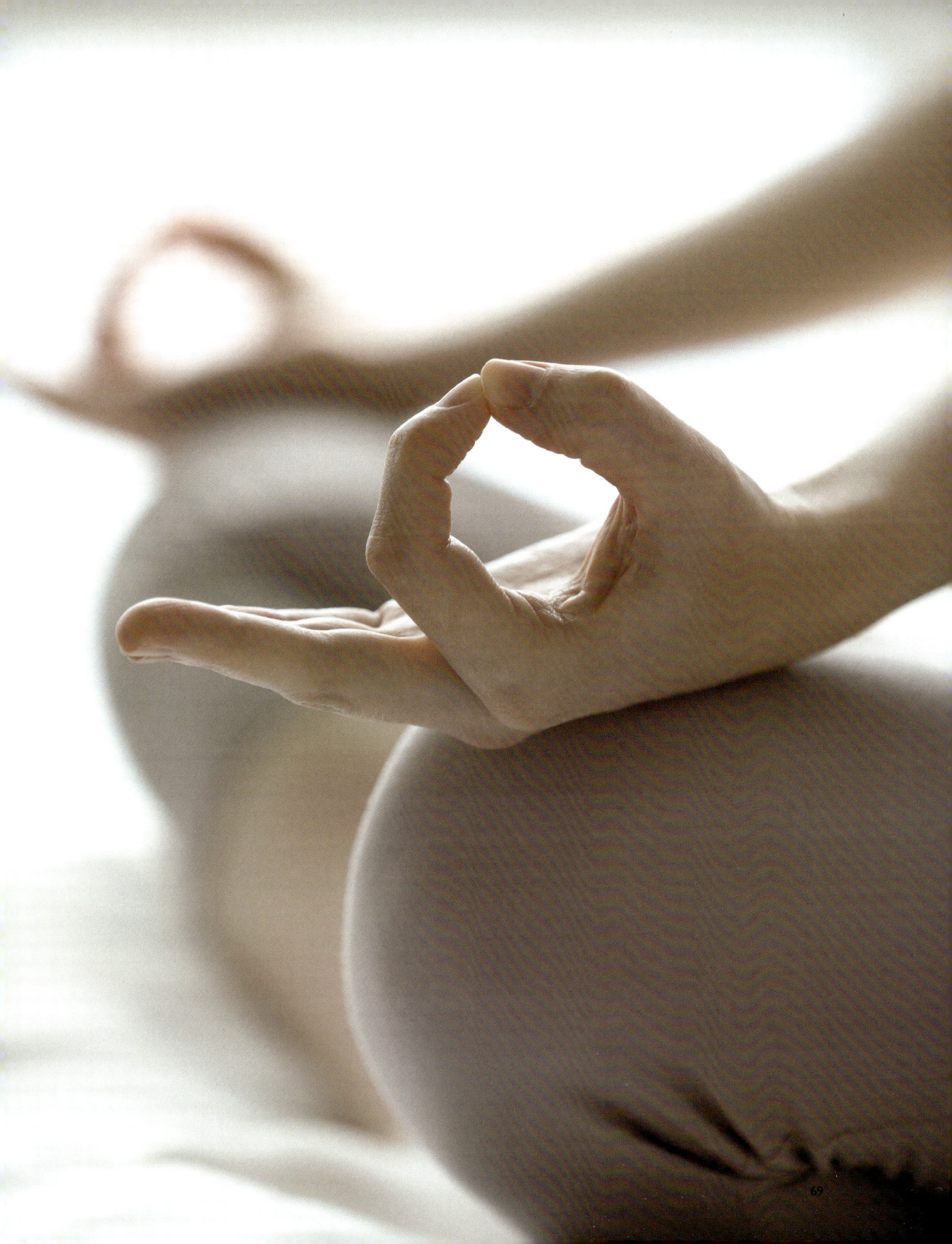

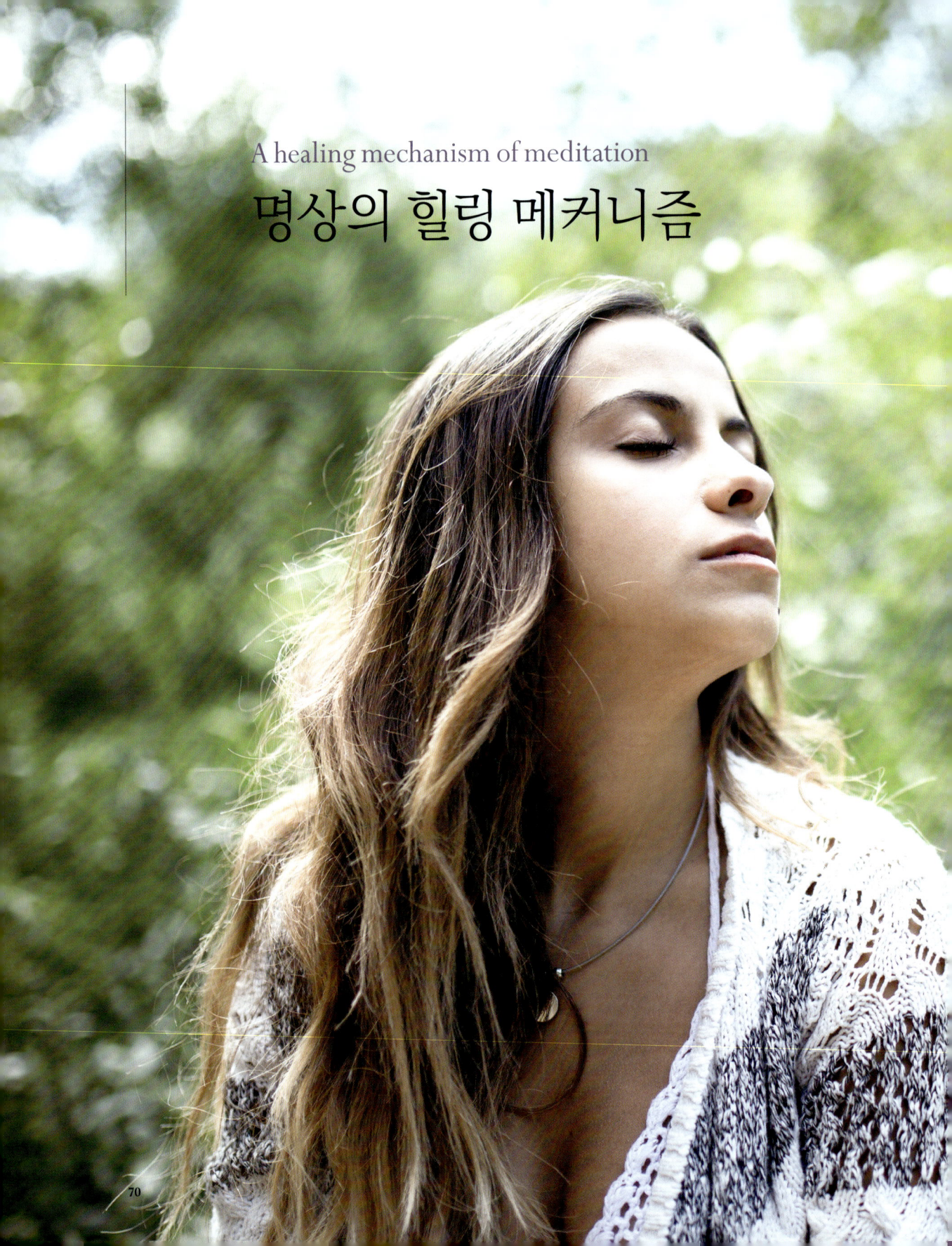

A healing mechanism of meditation

명상의 힐링 메커니즘

명상 시 우리 몸에서는 여러 가지 치유 효과가 일어납니다. 현대인들에게 명상은 단순히 수행을 위한 목적이 아닌, 훌륭한 치유를 위한 방법이 됩니다. 명상을 할 때 우리의 뇌에서는 알파파가 많이 증가하게 됩니다. 이때 우리 몸에서는 부교감신경이 활성화되는데, 부교감신경은 우리 몸의 에너지를 보존하는 역할을 합니다. 우리의 삶은 무의식적으로 너무 많은 것들에 반응을 하고, 긴장을 하며 살아갑니다. 이는 몸의 긴장도 있지만, 끊임없는 걱정에 의한 생각의 긴장 또한 포함합니다. 스트레스반응에 의해 긴장된 몸에게 부교감신경은 알람을 해제시켜 주면서 더 이상 긴장을 하지 않아도 된다고 이야기해 줍니다. 따라서 부교감신경의 명령에 의해 우리의 몸은 다시 편안한 상태로 이완되게 되는 것입니다.

우리의 몸이 불필요한 긴장 대신 다시 원래의 상태로 돌아가게 되면, 각자가 다시 하던 일을 수행하기 시작합니다. 부교감신경이 활성화되면서 자연치유력이 증가되는 이유는, 이렇게 불필요한 곳에 낭비되던 에너지 소비를 줄여주면서, 우리의 몸이 스스로를 복구하는 각자의 역할로 다시 돌아가기 때문입니다. 특히 싱잉볼 명상 시에는 알파파뿐만이 아니라, 세타파, 델파파 상태로 쉽게 들어가게 도와주는데, 이는 우리 몸의 입장에서는 스스로를 돌아볼 수 있는 회복의 시간을 허락해 주는 것과도 같습니다. 명상은 이제 우리 몸을 치유하는 최고의 선택이 되게 되는 것이죠.

Several Possible Phenomenon during
the Singing Bowl Meditation

싱잉볼 명상 중 일어날 수 있는 현상

싱잉볼 명상 중에 다음과 같은 현상들이 일어날 수도 있습니다.

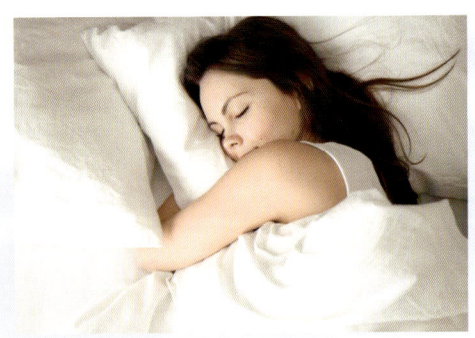

**첫째,
잠이 올 수 있다.**

명상 중에 졸음이 오는 것은 매우 빈번하게 일어나는 현상입니다. 하지만 싱잉볼 명상 때는 졸음이 더 빈번하게 일어납니다. 싱잉볼의 진동들에 의해 몸이 이완되고, 뇌파가 낮아지게 되면서 자연스럽게 뇌파가 세타, 델타파 단계로 내려가기 때문입니다. 싱잉볼 명상을 할 때는 충분히 이러한 졸음 현상들이 일어날 수 있기 때문에 아예 편하게 휴식을 취할 수 있게 누워서 진행되곤 합니다.

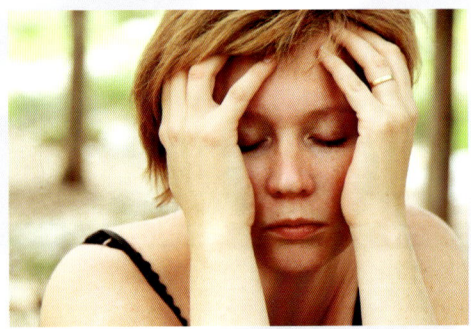

**둘째,
기억이나 감정이 떠오를 수 있다.**

싱잉볼의 진동은 우리의 심층 감정을 건드립니다. 우리가 어떠한 소리를 듣게 될 때 그 소리와 유사한 장면의 어떠한 기억을 떠올리곤 합니다. 따라서 종종 잊힌 과거의 기억들이 떠오르거나 잠들었던 감정들이 다시 느껴지기도 합니다. 명상 중에 갑자기 흐느껴 우는 사람들이 종종 나타나는 경우는 이렇게 과거의 기억들이 떠올라 재 경험하게 되기 때문입니다.

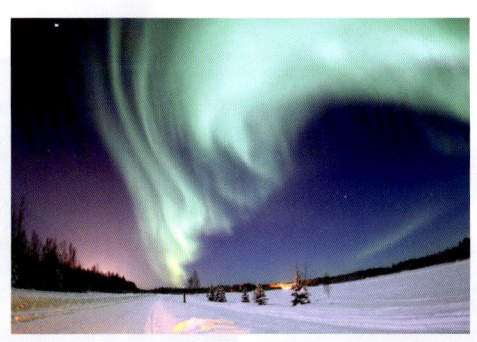

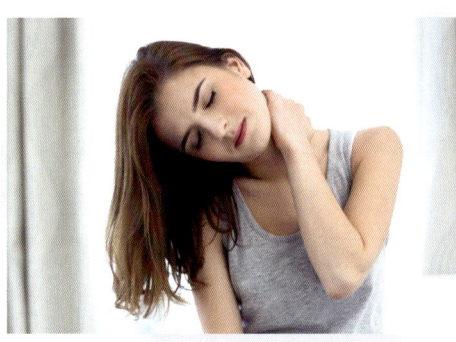

**셋째,
색이 보이기도 한다.**

모든 소리들은 그것과 연관이 있는 색의 파장대와 공명을 합니다. 물론 이러한 현상은 모든 사람들에게 나타나는 현상은 아니지만, 싱잉볼 명상을 하다 보면 때때로 그 소리의 색이 보이기도 합니다.

**넷째.
일시적인 통증이 일어날 수 있다.**

간혹 몸의 경락들이 막혀있거나, 몸의 문제가 있는 경우 싱잉볼의 진동을 들었을 때 그 문제가 있는 부분을 진동이 건드리게 됩니다. 그것은 진동들이 자율적으로 몸의 안 좋은 곳으로 먼저 흘러들어가면서 그곳의 진동을 원래의 상태로 동기화 시키는 과정 중에서 일어나는 일시적인 통증입니다. 명상 후 진동들이 멈추게 되면 자연스럽게 사라지는 통증이기 때문에, 간혹 통증이 발생하는 경우 그 부위가 본래 안 좋았구나 인식해 볼 수 있습니다.

Decorating Meditation Space
명상공간 꾸미기

집의 한 공간을 명상을 할 수 있는 공간으로 꾸밀 수 있다면 편안한 싱잉볼 명상을 시작하기 최상의 조건이 됩니다. 방의 한쪽 면에 작은 공간박스를 이용해 명상 테이블을 만들어 보세요. 앉았을 때 앞에 명상을 도와줄 수 있는 여러 도구들을 모아둡니다. 만다라나 자신이 존경하는 스승의 액자, 수정, 인센스, 초 등으로 명상 테이블을 꾸며보세요. 초와 인센스는 명상하는 순간을 더욱 고요하게 만들어 줍니다. 공간 주위에 식물들을 키울 수 있다면 몇 개의 화분을 배치하는 것도 좋습니다. 싱잉볼 명상을 하면서 앉거나 누울 수 있게 쿠션과 카페트를 깔아 놓으면 나만의 편안한 명상 공간이 완성됩니다. 여러분들도 나만의 명상 공간을 만들어 보는 것은 어떨까요?

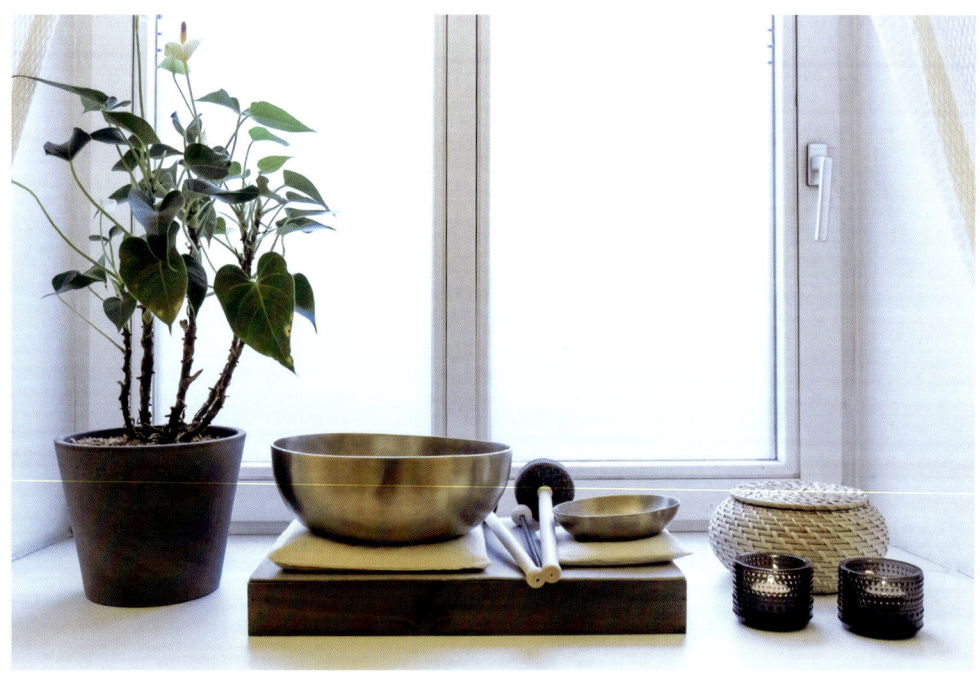

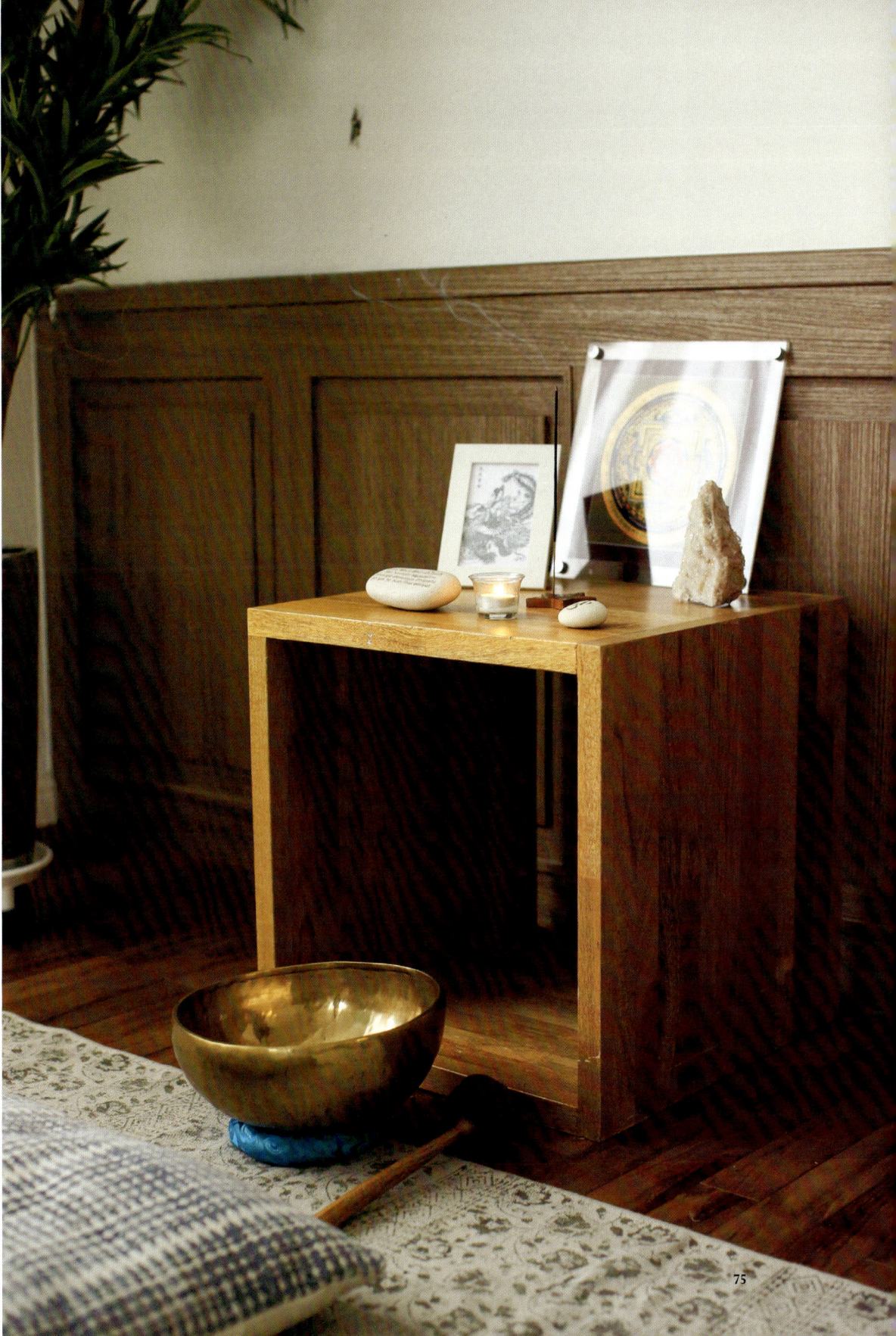

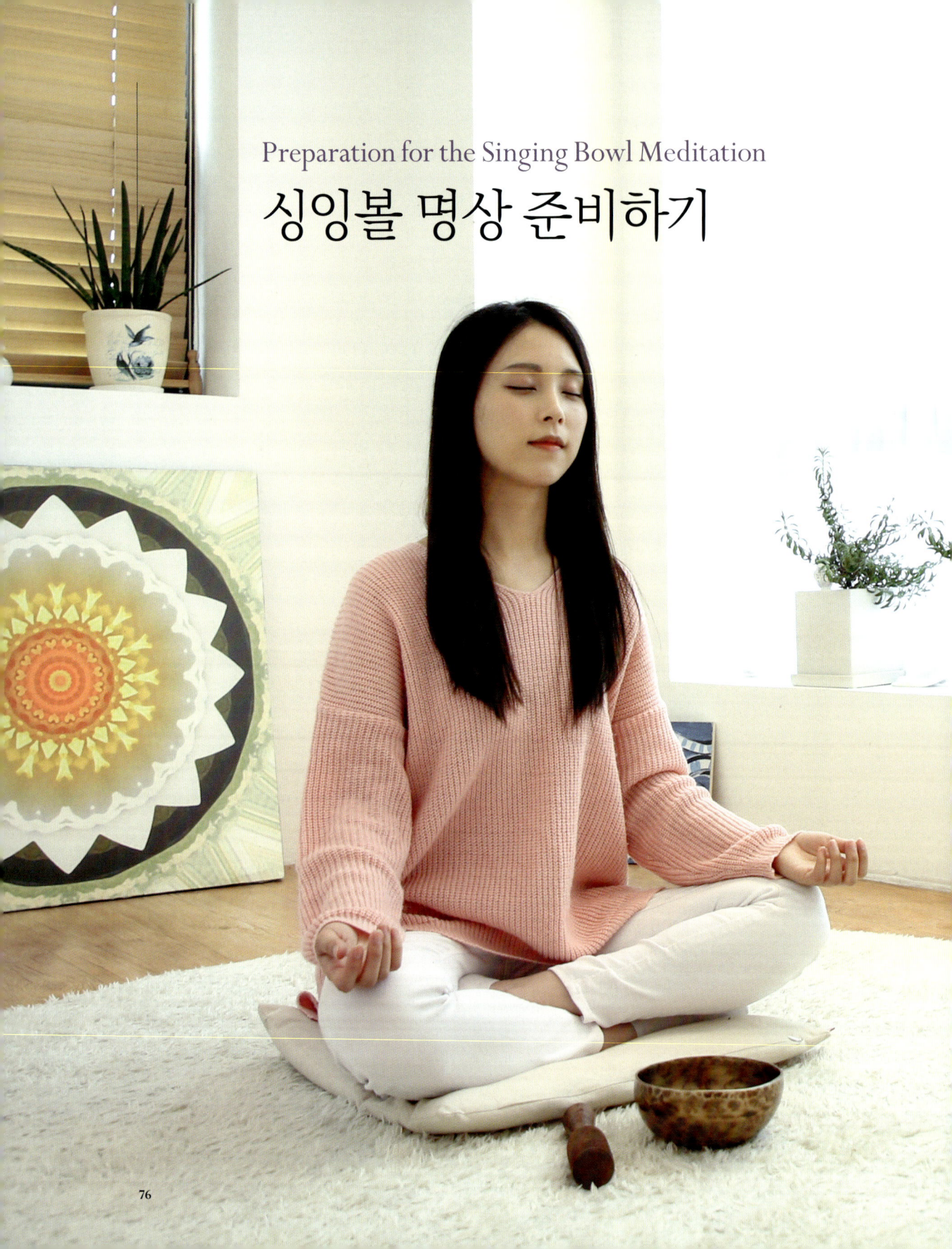

Preparation for the Singing Bowl Meditation
싱잉볼 명상 준비하기

가볍게 샤워 후 조이지 않는 느슨한 옷을 입고 명상 공간에 앉습니다. 그리고 가장 편안한 자세를 취해 봅니다. 싱잉볼은 진동이 잘 퍼질 수 있도록 싱잉볼 쿠션 위에 올려놓거나, 부드러운 카펫 위에 올려놓습니다. 보통 처음 명상을 시작하시는 분이라면 하나의 싱잉볼을 가지고 시작해 봅니다. 싱잉볼의 진동에 익숙해지게 되면 좀 더 다양한 진동을 만들기 위해 다양한 사이즈와 음색의 싱잉볼을 주위에 배치합니다. 온몸의 힘을 빼고, 천천히 숨을 들이마시고, 내쉬면서 호흡을 먼저 이완합니다. 몸과 마음이 편안해지면 명상을 시작할 모든 준비가 끝이 났습니다.

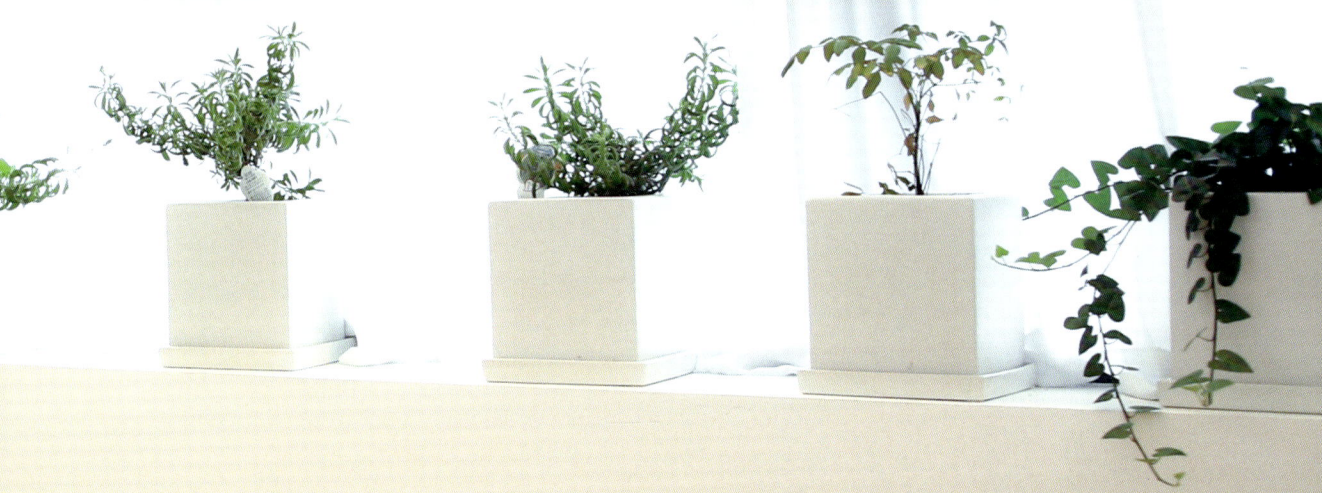

호흡 이완하기

1 숨을 천천히 들이 마시고, 천천히 내쉽니다. 평소의 자신의 호흡보다 약간 천천히 시도해 봅니다. 약 3분 정도 천천히 호흡을 합니다.
2 숨을 내쉬는 호흡을 약간 더 깊게 내쉬면서 몸 안의 긴장들이 호흡과 함께 나간다고 느껴봅니다.
3 자신의 호흡이 천천히 들어왔다, 나갔다 하는 모습을 바라보며 알아차립니다. 숨이 들어오면 "숨이 들어오는구나", 숨이 나가면 "숨이 나가는구나" 하고 바라보면서 부드럽게 호흡을 합니다.
4 호흡을 하면서 몸의 긴장을 느껴봅니다. 머리나 어깨, 허리, 팔 부분에 힘을 주고 있다면 힘을 살짝 풀어준 후 천천히 호흡을 합니다.
5 호흡을 5-10분 정도 천천히 하게 되면 몸이 이완되게 됩니다. 몸과 마음이 편안해졌다고 생각되면, 싱잉볼 명상을 시작해 봅니다.

Get friendly to Sound
소리와 친밀해지기

싱잉볼은 매우 미세한 진동입니다. 싱잉볼 명상을 시작하기 전에 미리 소리와 친밀해지고, 청각을 여는 단계를 거쳐 봅시다.

 청각 열기

우리는 늘 인식을 하고 있지는 않지만, 온통 소리에 둘러싸인 상태로 살고 있습니다. 가만히 눈을 감아보세요. 그리고 주위에서 들려지는 소리들에 가만히 주의를 집중해 보세요. 어떠한 소리들이 들리나요? 벽 너머의 발자국 소리, 창밖의 차 지나가는 소리… 평소에는 인식하지 못하던 다양한 소리들이 들리게 될 것입니다. 밖으로 나가 세상의 소리를 가만히 들어보세요. 수많은 생동하고 있는 움직임들이 느껴질 것입니다. 미세한 소리에 집중할 준비가 되었다면, 다음 단계를 시작해 봅시다.

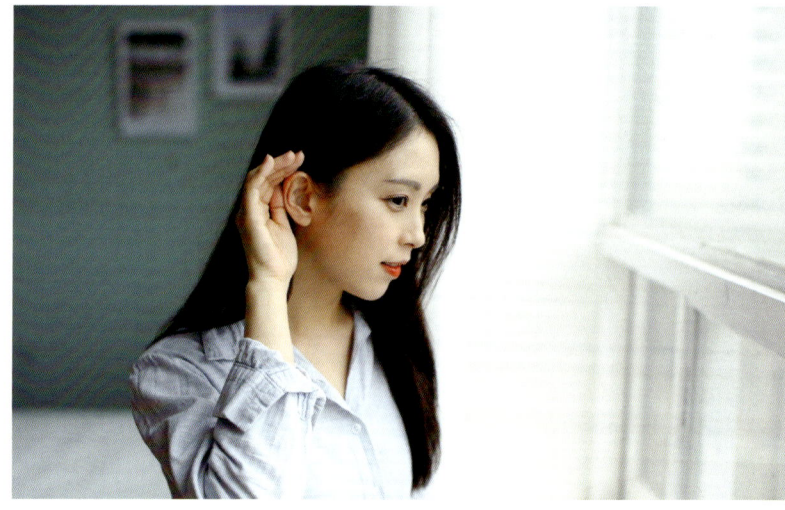

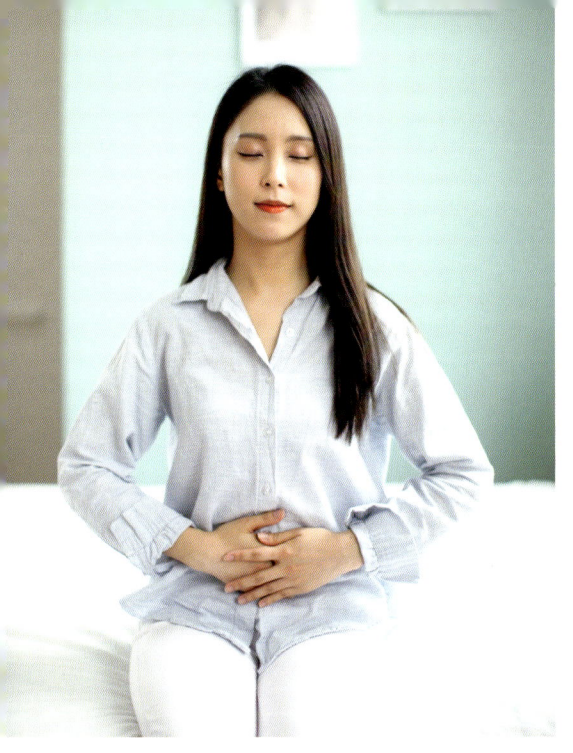

 STEP 2 나의 몸의 소리를 인식하기

조용한 곳에 앉아서 편안하게 호흡을 해봅니다. 그리고 나의 호흡의 소리에 귀를 기울여 보세요. 천천히 숨을 들이 마시고 내쉬면서 코끝을 지나가는 공기의 소리에 귀를 기울여 봅니다. 숨이 몸 안으로 지나가면서 기도와 폐의 공기의 흐름들도 느껴봅니다. 가만히 나의 몸에 집중을 해보면, 심장의 박동, 내장의 움직이는 소리 등이 들리게 됩니다. 나의 몸도 상당히 시끄러운 소리들을 내고 있다는 것을 알게 될 것입니다. 나의 몸에서 얼마나 다양한 소리들이 생겨나고 있는지 가만히 귀를 기울여보세요.

STEP 3 나의 목소리 만들어 보기

나는 어떤 소리를 만들어 낼 수 있을까요? 가만히 입을 다물고 아무 소리나 내보세요. 입을 다물고 소리를 내려 하면 몸 안에서 진동이 일어나며 허밍이 시작될 것입니다. 그냥 마음대로 허밍을 흥얼거려 보세요. 입을 열어서 소리를 내볼까요? 나의 목소리입니다. 매일 여러분들은 이야기를 하지만, 사실 이야기 내용에 더 집중을 했지 나의 목소리가 어떨까에 잘 집중을 하지는 않을 것입니다. 가만히 나의 목소리에 집중을 해보세요. 그리고 여러 높낮이를 바꾸어 소리를 내보세요. 나는 나의 목소리를 이용해 상당히 다양한 소리를 만들어 낼 수 있답니다.

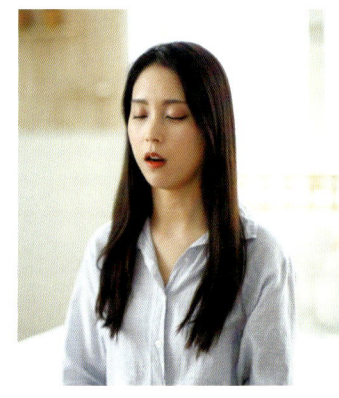

 STEP 4 나의 몸의 소리 만들어보기

이번엔 나의 몸을 이용해서 소리를 만들어보세요. 손바닥을 마주치거나, 손으로 허벅지를 때려 나는 소리에 집중해 보세요. 나의 몸은 얼마나 다양한 소리를 만들어 낼 수 있을까요? 비비고, 흔들어보세요. 혹은 독특한 나만의 리듬을 만들어보세요. 나의 몸이 얼마나 다양한 악기가 될 수 있는지 탐험을 시도해 보세요. 아마 소리는 더 이상 나에게 낯선 감각이 아니게 될 거예요.

Beginning of the Singing Bowl Meditation
싱잉볼 명상 시작하기

명상을 시작할 모든 준비가 되었으면, 다음의 가이드를 따라 싱잉볼 명상을 시작해 봅니다. 단계적으로 순서를 따라 해보고, 목적에 따라서는 해당 파트를 더 집중해서 명상을 해볼 수도 있습니다.

 STEP 1　소리 집중하기

싱잉볼 명상을 시작하기 위해서 먼저 소리에 집중해 봅니다. 집중이란 의식을 하나에 모으는 명상의 가장 기본적인 단계입니다. 가만히 소리에 집중을 하다 보면 소리에 의한 다양한 것들을 발견할 수 있습니다. 싱잉볼의 가장자리를 스틱이나 해머를 이용하여 한 번 칩니다. 이때 귀로 들리는 싱잉볼의 소리에 집중을 해 봅니다. 다음의 집중할 것들을 인지하고, 싱잉볼의 소리가 처음 시작되어서 끝날 때까지 가만히 집중해 보세요. 처음 명상을 시작하는 분들은 5~10분 정도 가만히 소리에 집중하면서 다음의 것들에 집중해 보세요. 소리에 집중이 잘 되면 다음 단계로 넘어갑니다.

> **Point**
>
> 싱잉볼의 소리가 시작돼서 끝날 때까지 한 번의 진동을 완전히 인지해 봅니다.
> 소리의 풍부한 다양한 진동을 인지해 봅니다. 얼마나 다양한 진동을 가지고 있나요?
> 소리의 길이를 느껴봅니다. 얼마나 작은 진동까지 인지할 수 있나요?

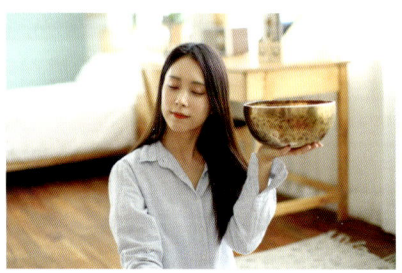

STEP 2 　　몸의 느낌 알아차리기

싱잉볼의 소리에 집중하는 것이 잘 된다면, 소리가 몸에 전해져서 느껴지는 느낌에 집중하고, 어떠한 느낌들이 느껴지는지 알아차려 봅시다. 싱잉볼 가까이에서 소리를 만들게 되면 몸을 울리는 진동을 느낄 수가 있습니다. 진동이 몸에 전달되면서 몸 안에서는 진동들에 의해 세포들이 변화하면서 다양한 느낌들이 일어나게 됩니다. 가만히 눈을 감고 온몸의 감각들을 집중하면서 다음의 것들에 집중해 보세요. 느낌들에 집중이 잘 되면 다음 단계로 넘어갑니다.

> **Point**
> 손의 감각에 집중을 하면서 손에서 어떠한 감각들이 느껴지는지 느껴보세요.
> 몸 안에서 에너지적으로 느껴지는 흐름을 느껴보세요.
> 몸 안에서 지끈거리거나 따끔한 느낌들이 일어나면 그것들을 지켜보세요.
> 몸에 열감이나 냉감이 느껴지는지 느껴보세요.
> 몸 위에 싱잉볼을 올려놓고 진동이 몸의 어느 부분까지 퍼져 나가는지를 느껴보세요.
> 특별히 이완되거나 긴장되는 부분이 있다면 그 느낌을 알아차리세요.
> 어떤 색이 보이나요?

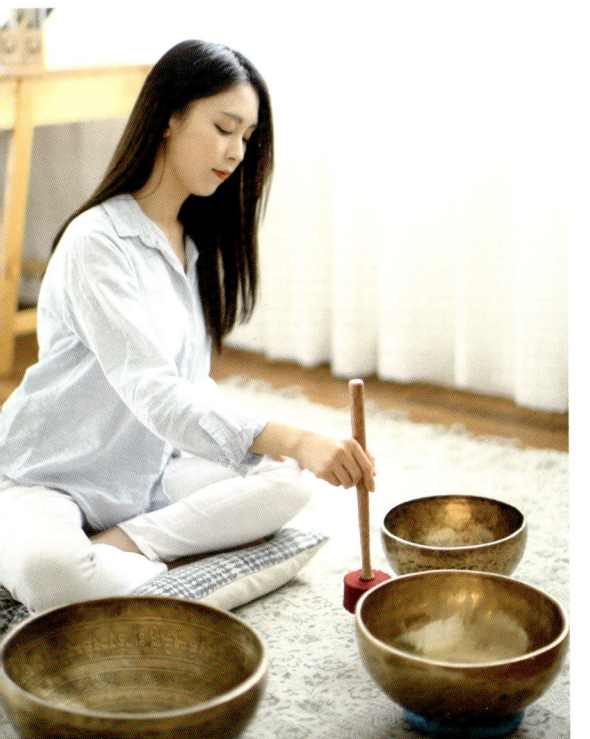

 STEP 3 　　소리의 변화에 집중

두 개 이상의 싱잉볼을 연달아 치다 보면, 하나의 진동이 다른 진동의 중첩에 의해 변화되는 것을 발견하게 됩니다. 하나의 소리가 시작되고 다른 소리가 시작되면서 변화하는 소리의 변화에 집중해 보세요. 여러 개의 싱잉볼을 계속 연이어 치면서 소리가 계속 중첩되어 이어져 가는 것에 집중해 보세요. 소리에 집중을 하다 보면 집중을 방해하는 생각이 떠오르게 될 것입니다. 이때 생각에 빠지지 말고 계속해서 소리의 변화에만 집중을 해보세요. 온전히 소리 속에서 고요한 마음 상태에 머물게 될 것입니다.

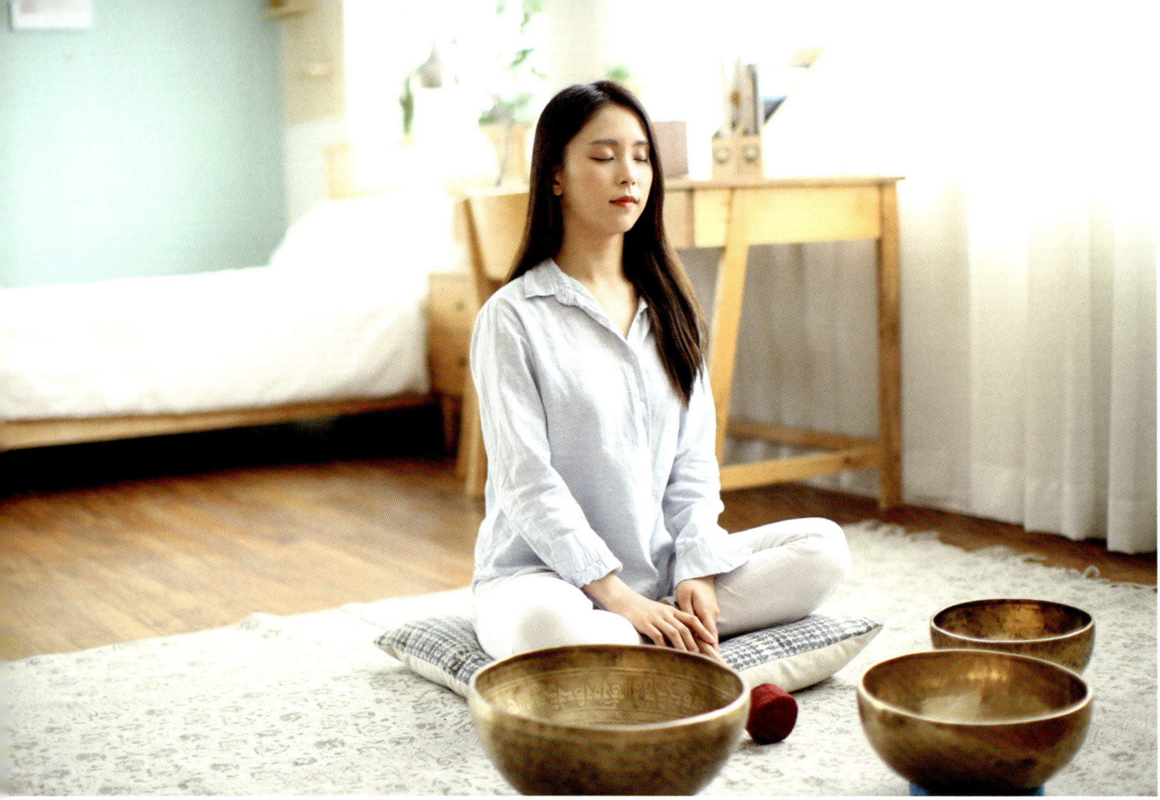

 STEP 4 느낌과 감정 알아차리기

여러 개의 싱잉볼을 치다 보면 어떠한 멜로디를 만나게 됩니다. 여러 싱잉볼이 가지고 있는 다양한 파동은 우리 몸의 세포들과 감정, 기억들을 건드리게 됩니다. 우연히 어떠한 멜로디를 듣게 되었을 때 어떠한 옛 기억이나 생각이 떠오르는 것은 어떠한 진동이 우리 몸에 저장된 기억의 층을 건들이기 때문입니다. 음악이 우리의 감정을 치유하는 좋은 매체가 되는 것은 이 때문입니다. 싱잉볼의 소리를 가만히 들으면서 느껴지는 감정을 알아차려 보세요. 아마 잊고 살았던 옛 추억들이 새록새록 떠오르게 될 지도 모릅니다. 느껴지는 느낌과 감정이 있다면 그것이 무엇인지를 알아차려 보세요. 나의 깊은 무의식 속에 저장되어 있던 심상 등이 떠오르게 될 것입니다. 떠오르는 느낌과 감정들을 계속 알아차려 보세요. 싱잉볼 명상 시간이 더욱 다채로워 질 것입니다.

> **Point**
> 멜로디가 어떠한 무드로 느껴지나요?
> 소리를 듣는 중간에 느껴지는 기억을 알아차리세요.
> 소리를 듣는 중간에 느껴지는 감정을 알아차리세요.
> 떠오르는 느낌과 감정이 있다면 어떠한 이미지로 표현할 수 있을까요?
> 생각이 어떠한 생각으로 계속 변화하나요?

STEP 5 내맡김과 허용하기

진동들에 의해 몸과 감정들로부터 여러 가지 감각들이 느껴졌다면, 그저 그것들이 자연스럽게 일어났다 사라질 수 있도록 모든 것들을 허용해 줍니다. 일어나는 반응들에 의미를 부여하며 판단하거나 규정짓지 마세요. 그저 일어나는 모든 것들을 허용합니다. 감각들은 자연스럽게 떠올랐다 사라지면서 변화되고 소멸되어 갑니다. 우리 몸 안에 있던 정체된 에너지들과 세포 차원에 저장되어 있던 감정들이 건들여지면서 우리의 의식 위로 올라오는 순간인데, 억지로 그것을 제어하려 하지 마세요. 자연스럽게 싱잉볼 명상 중에 일어나는 모든 반응들을 허용해 봅니다. 일상생활 속에서 늘 표현되지 못했던 전혀 다른 나의 새로운 모습들을 발견하게 될지도 몰라요!

> **Point**
> 무의식중에 손이나 발과 같은 신체의 일부가 꿈틀거린다면 자연스러운 현상입니다.
> 몸을 움직이고 싶은 충동이 일어난다면, 움직이도록 내버려 두세요.
> 어떠한 소리를 내고 싶다면 소리를 내도 좋습니다.
> 답답함, 슬픔, 분노 등 감정을 표출하고 싶어진다면 표현해 보세요.
> 그 어떠한 몸의 반응도 그대로 표현해 봅니다. 자유로운 나의 새로운 모습이 깨어납니다.

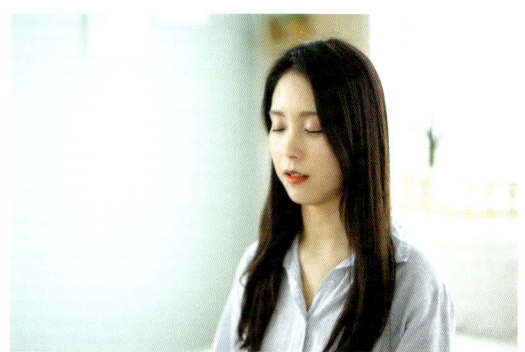

STEP 6 침묵 속에 머물기

모든 지각을 멈추고 그저 침묵 속에 머물러 봅니다. 싱잉볼의 소리나 내 안에서 일어나는 반응들 모두 인식하지 않습니다. 명상을 한다는 생각조차도 멈추세요. 마치 내 몸의 전원를 끄듯 의식의 멈춤 버튼을 누릅니다. 고요히 머무세요.
그저. 멈춤.

A complete silence
완전한 침묵

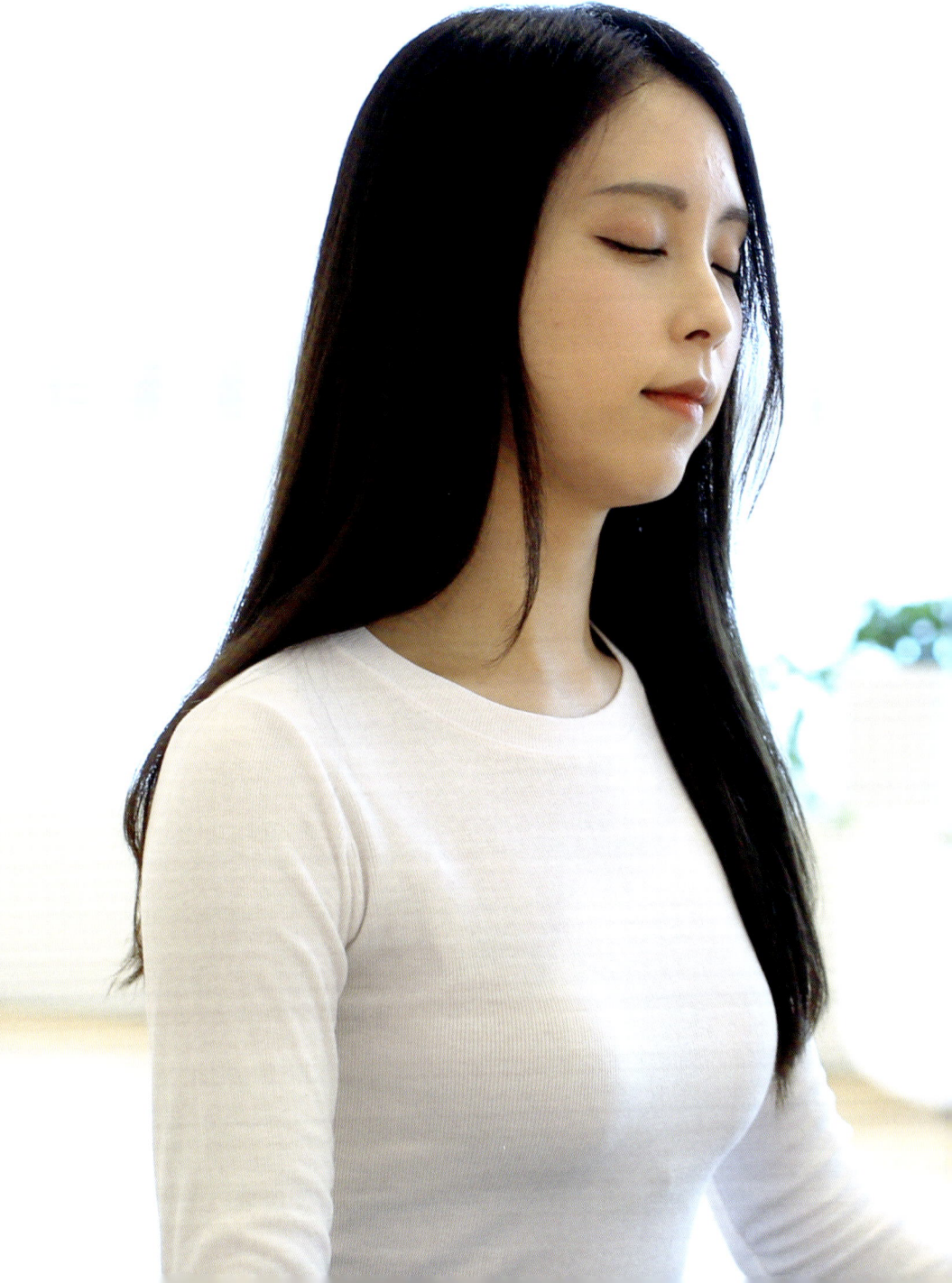

싱잉볼은 자연스럽게 우리를 완전한 침묵 상태로 이끕니다. 몸은 이완되고, 의식은 멈추게 됩니다. 만약 이 순간에 완전히 잠에 빠져버린다면, 여러분들은 깊은 휴식을 취하신 것입니다. 잠이 지배하는 시간이 갖는 수많은 유익함에 대해 앞서 이야기를 하였습니다. 하지만 깨어 있으셨다면 깊은 명상 상태를 경험하실 것입니다. 몸과 의식이 완전히 침묵하게 될 때, 자연스럽게 내 안에서 일어나는 모든 반응이나 생각들을 지켜보고 있는 관찰자 의식 상태로 전환이 됩니다. 더 이상 여러분들이 뭔가를 할 것은 없습니다.

우리는 자신의 의지대로 모든 것들을 해야만 한다고 생각하면서 살아왔을지 모릅니다. 하지만 우리의 세계의 실상은 정 반대입니다. 내가 해야 할 것 없이, 모든 것이 완벽하게 돌아가고 있구나를 깨닫는 것이 바로 명상입니다. 힘을 빼고, 침묵에 머무르는 연습을 해보세요. 처음에는 아무것도 하지 않는 것이 매우 어색하게 느껴질 수도 있습니다. 하지만 싱잉볼 명상을 하다 보면 그 침묵의 시간이 매우 편안하게 느껴질 것입니다.

침묵이 자연스러워질 때쯤 여러분 안의 마음의 강박도 어느새 사라져 있을 것입니다. 해야만 한다는 강박이 사라진다면 어떤 삶이 펼쳐질까요? 모든 불만족은 사라지고, 어느새 전혀 다른 삶이 펼쳐지고 있을 것입니다.

Enjoy the Singing Bowl Meditation Together
싱잉볼 명상 함께 즐기기

싱잉볼 명상은 혼자 즐길 수도 있지만, 여러 사람들이 함께 할 수도 있습니다. 싱잉볼의 진동은 공간 가득히 울려 퍼집니다. 가족들이나 친구들, 직장동료들이 함께 있는 공간이라면 몇 가지 그룹 싱잉볼 명상을 시도해 볼 수 있습니다.

싱잉볼 뮤직 테라피

싱잉볼의 음악은 매우 느리며, 이완적인 선율을 가지고 있습니다. 싱잉볼 연주는 몽환적인 화음을 구성할 수 있는 여러 개의 싱잉볼이 있다면 누구나 쉽게 시도해 볼 수 있습니다. 단지 이 특별한 연주를 감상하는 것만으로도 누구나 깊은 이완과 명상 상태에 들어갈 수 있습니다. (만약 싱잉볼 연주를 라이브로 들을 수 없다면, 싱잉볼 음반 CD를 활용하여 사용할 수 있습니다.)

준비물: 여러 음색의 싱잉볼, 해머

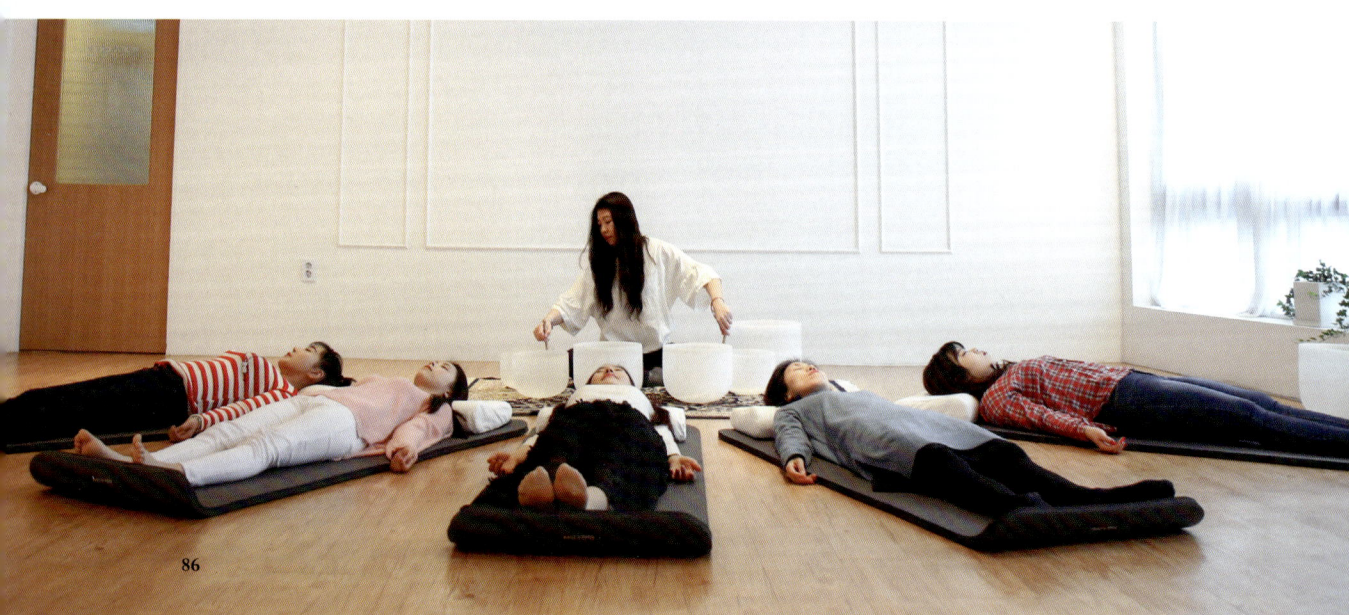

누워서 이완하기

자, 먼저 모두 눕도록 지시합니다. 싱잉볼 연주를 온전히 감상하기 위해서는 완전히 이완된 자세가 필요합니다. 사바아사나(송장자세)가 제일 좋습니다. 오랜 시간 누워 있다 보면 체온이 떨어질 수 있으니 따뜻한 담요를 미리 준비하면 좋습니다. 10분 정도 천천히 호흡을 하면서 몸을 완전히 이완시킵니다.

 싱잉볼 연주 시작하기

모두 편안한 상태로 이완이 되었다면, 싱잉볼 연주를 시작할 차례입니다. 하나의 싱잉볼을 친 후에 약 6초 정도를 기다렸다가, 다른 음색의 싱잉볼을 치면서 계속해서 화음을 쌓아나갑니다. 싱잉볼 연주는 진동들을 중첩해서 완성하는 느린 음악입니다. 따라서 적절한 느린 스피드로 여러 높낮이의 싱잉볼들을 연주하면서 특별한 즉흥연주를 만들어나갑니다. 이때 아름다운 화음을 구성하기 위해 여러 음색의 조화로운 싱잉볼을 먼저 선별하여야 합니다. 몽환적인 음색일수록 우리를 깊은 내면의 세계로 인도할 것입니다. 싱잉볼을 전문으로 취급하는 샵에서는 이미 음계가 맞춰진 차크라 싱잉볼 세트를 팔고 있을지도 모릅니다. 음계가 정확한 차크라 싱잉볼 세트가 있다면 우리가 익히 알고 있는 멜로디의 연주도 가능합니다. 하지만 음계가 딱히 없는 싱잉볼들이라고 해도 걱정할 필요는 없습니다. 명상은 우리가 익히 알지 못한 미지의 세계와 만날 때 더 깊게 들어가기도 하기 때문입니다. 싱잉볼 연주는 여러분이 원하는 만큼 진행하면 됩니다. 연주를 듣는 사람들은 가만히 변화하는 싱잉볼의 멜로디를 따라가다 보면, 특별한 가이드가 없이도 자연스러운 명상 상태에 들어가게 됩니다. 이때 많이들 잠에 들기도 합니다. 하지만 괜찮습니다. 졸음이 오는 것은 몸이 잠을 필요로 하기 때문입니다. 여러 차례 싱잉볼 연주를 통해 깊은 이완을 경험한 후에는 자연스럽게 잠을 자지 않는 상태가 지속될 수 있습니다. 자연스럽게 깨어있는 상태가 유지되면 비로소 명상을 시작할 몸의 준비가 된 것이기 때문입니다.

 깨어나기

싱잉볼 연주에 의해 다들 깊은 명상 상태에 들어가 있다면, 깨어나는 순간이 매우 중요해집니다. 띵샤를 3번 치면서 천천히 연주가 끝났음을 알립니다. 천천히 호흡을 시키면서 의식을 호흡에 집중시킵니다. 손가락, 발가락을 꼼지락 꼼지락거리면서 천천히 몸도 깨워줍니다. 싱잉볼 연주가 끝난 직후에는 바로 일어나지 않도록 합니다. 매우 깊게 이완된 상태이기 때문에 바로 일어나면 멍하고 어지러울 수도 있습니다. 잠시 누워서 천천히 깨어날 수 있는 여유를 줍니다. 3-5분 정도 충분히 일어날 준비를 한 뒤 천천히 일어나 앉으면서 싱잉볼 명상을 마칩니다. 아마 그 순간 우리는 세상에서 가장 평화로운 순간을 맞이하게 될 것입니다. 이렇게 단순히 싱잉볼 연주를 감상하는 것만으로도 우리는 가장 손쉽고 편한 명상을 경험하게 됩니다.

싱잉볼 힐링 가이드 명상

싱잉볼의 소리는 자연스럽게 우리를 느린 뇌파 상태로 이끌어줍니다. 편안하게 이완된 상태에서 듣게 되는 메시지들은 우리의 깊은 무의식의 영역에 자리하게 됩니다. 긍정적이고 치유적인 힐링 멘트로 가이드 해주면서 진행하는 싱잉볼 명상은 자연스러운 힐링이 일어나는 것을 도와줍니다. 책에 수록된 명상 가이드를 이용하여 싱잉볼 힐링 가이드 명상을 진행해 보세요.

준비물: 20-30cm 정도의 싱잉볼 2-3개, 해머

 STEP 1 이완하기

명상을 시작하기 전에 먼저 몸을 이완시킵니다. 숨을 천천히 들이마시고, 내쉽니다. 호흡을 천천히 하다 보면 몸이 조금씩 이완되기 시작합니다. 힐링 가이드 명상에 잘 참여하기 위해서는 끝까지 힐링 멘트를 들으며 깨어 있어야 합니다. 누워서 명상에 참여해도 좋지만, 앉아서 참여하는 것을 권장합니다. 하지만, 명상을 진행하는 도중 몸이 너무나 이완되어서 꾸벅꾸벅 졸기 시작한다면, 누워서 휴식을 취해도 괜찮습니다. 몸과 마음이 충분히 이완이 될 때까지 이완을 유도합니다.

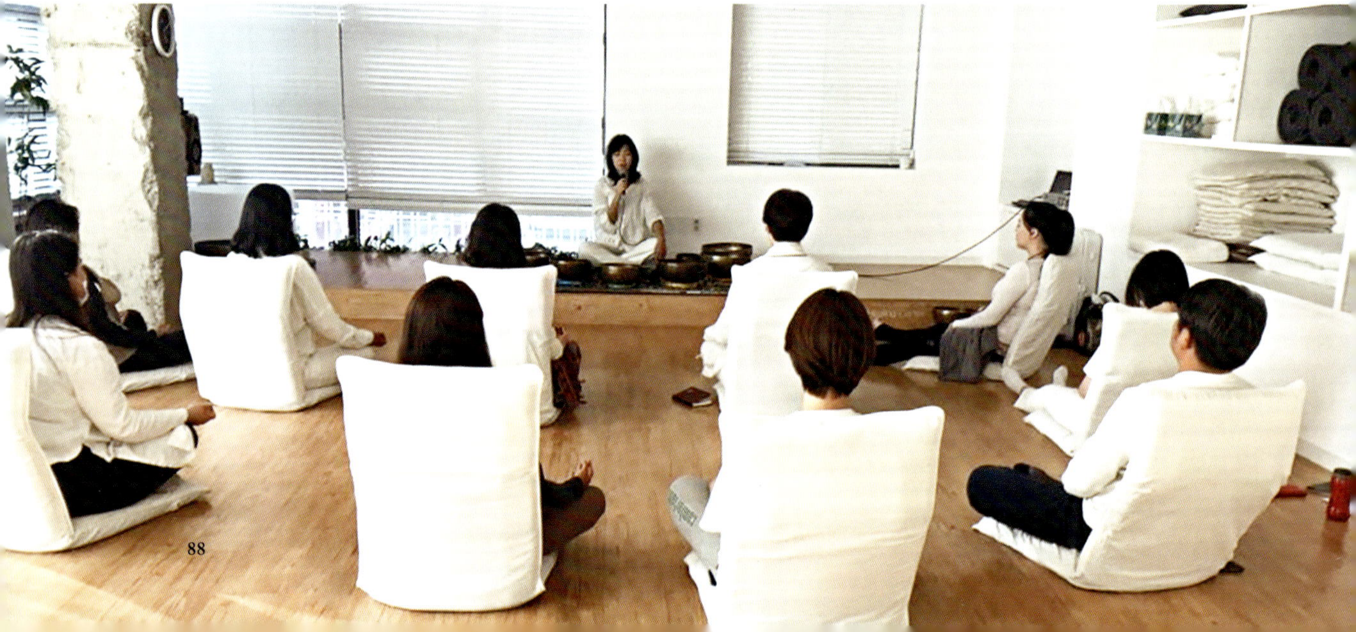

STEP 2 힐링 가이드 하기

어느 정도 몸이 이완되었으면, 준비된 힐링 멘트로 명상을 가이드 해줍니다. 멘트는 그날 명상의 주제에 따라 다양해질 수 있습니다. 싱잉볼을 적절하게 천천히 치면서 부드러운 어조로 명상을 가이드 합니다. 이때 참여자들은 가이드의 멘트를 따라 상상을 하며 매우 아름다운 내면의 여행을 하게 됩니다.

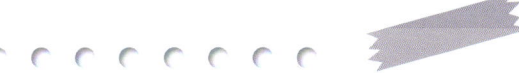

힐링 가이드 명상 멘트의 예

싱잉볼의 소리를 따라 소리가 이끄는 곳으로 계속 따라가 봅니다. 조화롭고 편안한 소리를 느껴보세요. 점점 아래로… 아래로… 나의 의식 깊은 곳으로… 아래로… 아래로… 내려가 봅니다. 아래로 점차 내려가다 보면, 천천히 당신 주위에 아름다운 산속의 호수가 보이기 시작할 것입니다.

아주 따스하고 아름다운 봄입니다. 숲속의 맑고 푸른 호숫가 근처에 당신은 편안하게 누워 있습니다. 호수 주위로 아주 아름다운 나무들이 둘러싸여 있네요. 아름다운 새소리도 들리는 매우 평화로운 공간입니다. 어떠한 소리들이 들리는지 가만히 귀를 기울여 보세요. 따사로운 햇살이 내 얼굴을 따뜻하게 내리쬐니, 점차 기분이 좋아집니다. 호수에는 여러 새들이 한가롭게 수영을 즐기고 있네요. 마치 가족들처럼 보이는 아름다운 모습입니다. 자리에서 천천히 일어나 호수 근처를 한번 둘러봅니다. 천천히 호수 주위의 길을 따라서 걸어봅니다. 주위에 어떠한 식물들이 있는지, 뭐가 보이는지 찬찬히 주위를 둘러보세요. 호수 주위에 많이 피어 있는 아름다운 꽃들도 발견할 수 있을 거예요. 꽃을 발견했다면 그 꽃의 향기도 한번 맡아보세요. 향긋한 꽃 내음이 코로 느껴집니다. 향기가 어떤 느낌인가요? 손을 뻗어 그 꽃도 한번 만져 보세요. 꽃잎의 감촉은 어떤가요? 주위에는 너무나 아름다운 모습의 나무들도 있답니다. 주위를 한번 둘러보세요. 나무들의 모습들을 찬찬히 살펴봅니다. 나무에 기대 보기도 하고 만져 보기도 해보세요. 나무의 생명 에너지를 느껴보세요. 깊게 숨을 들이 마시고, 내쉬면서 자연의 살아있는 느낌들을 느껴봅니다.

자, 또 여러분들이 가고 싶은 방향으로 가보세요. 좀 더 머물고 싶은 곳이 있다면 그곳에 앉거나 서서 좀 더 그곳의 아름다움을 느껴보세요. 살랑살랑 불어오는 봄바람을 느껴보세요. 그리고 따사로운 햇살을 받으며, 그곳의 아름다움을 흠뻑 느껴보세요. 탁 트인 넓은 푸른 하늘이 나의 마음을 더욱 넓고 편안하게 만들어주네요. 답답했던 나의 마음도 점차 편안해지는 것 같습니다. 깊게 호흡을 하면서 넓은 하늘의 푸르름을 들이마셔 보세요.

자 이제는 돌아갈 시간이 다 되었네요. 천천히 그 호수 밖으로 나가는 길을 따라 걸어갑니다. 천천히 싱잉볼의 소리를 따라 그곳을 빠져나옵니다.

 STEP 3 깨어나기

띵샤를 3번 치고, 천천히 호흡을 시키면서 의식을 호흡에 집중시킵니다. 손가락, 발가락을 꼼지락 꼼지락거리면서 천천히 몸도 깨워줍니다. 싱잉볼 명상이 끝난 직후에는 매우 깊게 이완된 상태이기 때문에 천천히 깨어날 수 있는 여유를 줍니다. 충분히 호흡을 한 뒤 싱잉볼 명상을 마칩니다.

숲에서 하는 싱잉볼 명상

숲은 현대인들의 지친 몸과 상처 입은 마음을 위로하기 위한 가장 최적의 공간으로, 숲이란 공간에 들어감으로 인해 얻을 수 있는 장점이 많습니다. 모든 자연물이 가지고 있는 자연의 파동들은 우리의 불균형한 신체의 리듬을 본래의 진동으로 다시 돌려놓기에 충분한 힘을 가지고 있습니다. 숲은 소음과 공해, 스트레스, 환경오염 등으로 불균형해진 우리 몸의 파동을 자연의 진동으로 다시 동조시켜 본래의 리듬을 회복시켜 줍니다. 숲에서 진행되는 싱잉볼 명상은 우리를 자연의 구성원으로서 완전히 동화되는 것을 도와줄 최적의 도구일 것입니다.

준비물: 20-30cm 정도의 싱잉볼 2-3개, 해머

 소리 감각 열기

깊게 호흡하면서 주위의 자연물에 감각을 집중시켜 봅니다. 바람 소리, 새소리, 벌레 우는소리, 나뭇잎 흔들리는 소리 등 다양한 자연의 소리에 귀를 기울여 봅니다. 작은 소리들에 귀를 기울이다 보면 상당히 다양한 자연의 소리들을 발견할 수 있습니다.

 다른 감각 열기

청각을 열었다면, 자연이 어떠한 모양과 색을 가지고 있는지 천천히 주위를 둘러봅니다. 손을 뻗어 직접 돌이나 나무의 표면을 만져보며 촉감도 느껴봅니다. 또한 냄새도 맡아봅니다. 다양한 감각들을 사용해 보면서 자연을 느껴보세요.

 싱잉볼 연주하기

몸이 자연에 열려 있다면, 적당한 자리에 앉거나 매트를 깔고 눕습니다. 준비한 싱잉볼을 천천히 연주하면서 자연 속에서 들려오는 싱잉볼 소리에 집중해 봅니다. 싱잉볼의 소리는 자연의 소리와 매우 잘 어울립니다. 눈을 감고 주위 공간에서 펼쳐지는 다양한 자연의 소리에 집중해 봅니다.

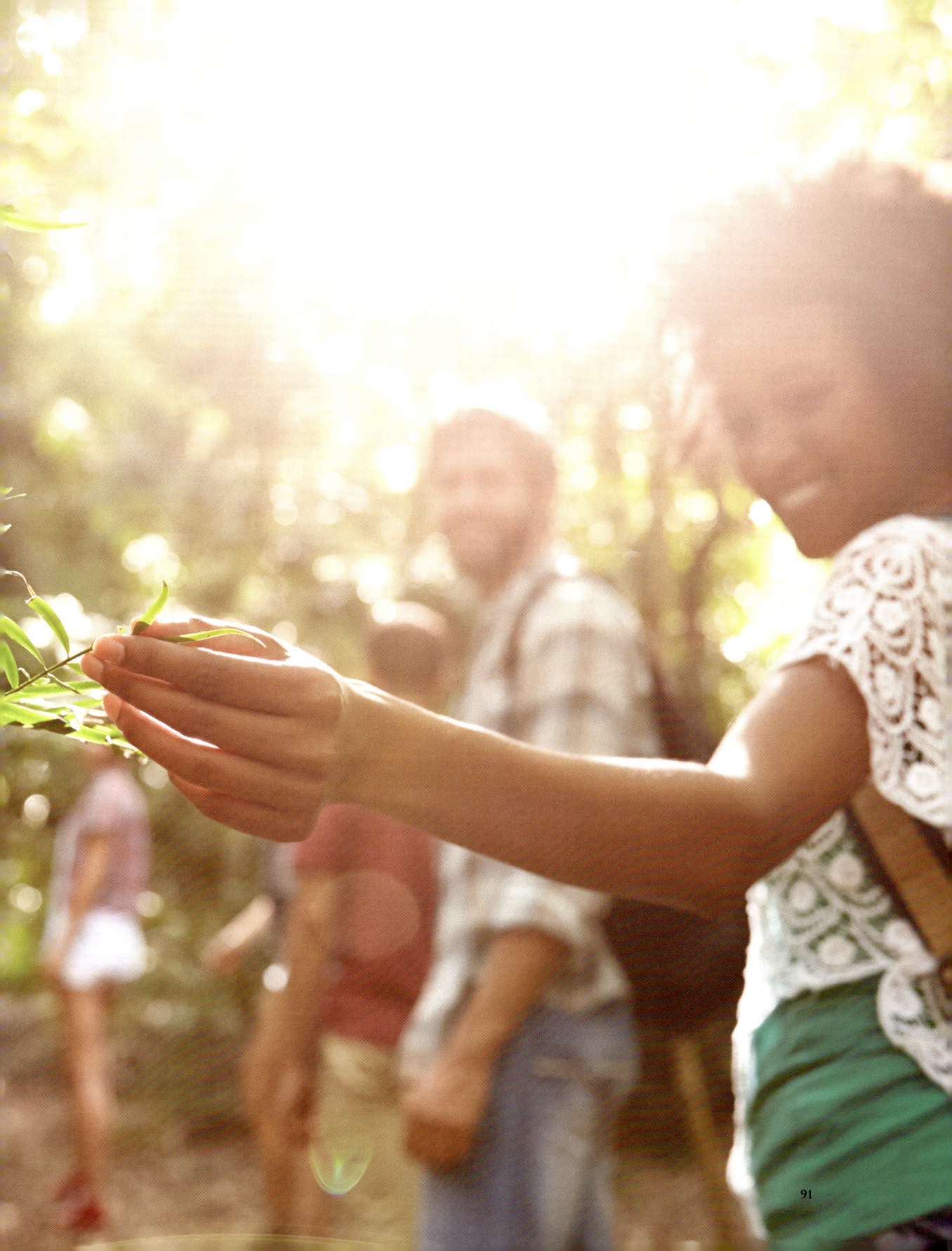

싱잉볼 차크라 만트라 명상

만트라(Mantra)는 짧은 음절로 이루어진 근본적인 진동으로 마음의 해방을 뜻합니다. 무의식적인 생각 패턴을 깨트리게 도와줌으로써 생각의 굴레인 불만족병으로부터 벗어나는 것을 돕습니다. 싱잉볼의 진동과 함께 하는 만트라는 우리 몸의 내부 발성으로 인한 진동을 이용한 강력한 진동 정화 기법으로써, 우리 몸의 세포들과 에너지장의 변화를 주는 방법입니다. 차크라 만트라는 각각의 차크라 만트라를 해줌으로써 불균형된 차크라의 균형을 도울 수 있습니다.

준비물 : 35cm 이상의 대형 싱잉볼, 해머

 깊은 호흡 하기

숨을 깊게 들이마시고, 내쉬면서 몸 안으로 들어오는 호흡을 자각해 봅니다. 호흡을 깊게 하면서 각각의 몸의 부위 가득히 숨이 들어오는 것을 느낍니다. 숨을 들이마실 때 나를 둘러싼 공간의 무한한 에너지들이 호흡과 함께 몸의 모든 세포들 가득히 들어옴을 느끼고, 내쉴 때 내 몸의 탁한 에너지들을 호흡과 함께 내보냅니다. 하나하나의 호흡마다 몸이 새롭게 변화되고, 몸 가득히 호흡이 들어가는 것을 느껴봅니다.

 만트라 하기

싱잉볼을 치면서 차크라 만트라를 합니다. 만트라를 할 때는 정확한 만트라를 발성하는 것이 중요합니다. 몸 전체가 울리는데 집중을 하면서, 입이나 목에서만 소리를 내는 것이 아니라 단전이나 몸의 각 부위에서 올라오는 소리들을 이용하여 소리를 내야 합니다. 의식은 언제나 만트라가 시작되는 곳에서 시작되어 퍼져나가는 만트라에 집중을 합니다. 늘 명상을 할 때는 만트라 자체에 집중을 하면서 해당 만트라의 에너지가 응기 되는 것에 집중합니다. 한 명상 시간에는 하나의 만트라만 집중적으로 하는 것이 좋습니다. 만트라를 하면서 각각의 차크라 상징들을 심상화 하면서 하면 좀 더 도움이 됩니다. 차크라 상징들은 "차크라 힐링" 책을 참고하시면 도움이 됩니다.

STEP 3 침묵

만트라 명상을 한 후 10분 정도 고요히 침묵의 시간을 가지면서, 모든 진동을 멈춥니다. 나의 생각도 느낌도 완전히 정지. 잠시 이 깊은 고요의 순간 속에서 눈을 감고 그대로 명상의 상태로 들어갑니다. 어느 정도 고요해진 느낌이 들면 명상을 종료합니다.

차크라 만트라

왕관차크라 - 옴(OM)
제3의 눈 차크라 - 옴(OM)
목차크라 - 함 (HAM)
가슴차크라 - 얌 (YAM)
태양신경총차크라 - 람(RAM)
천골차크라 - 밤(VAM)
뿌리차크라 - 람(LAM)

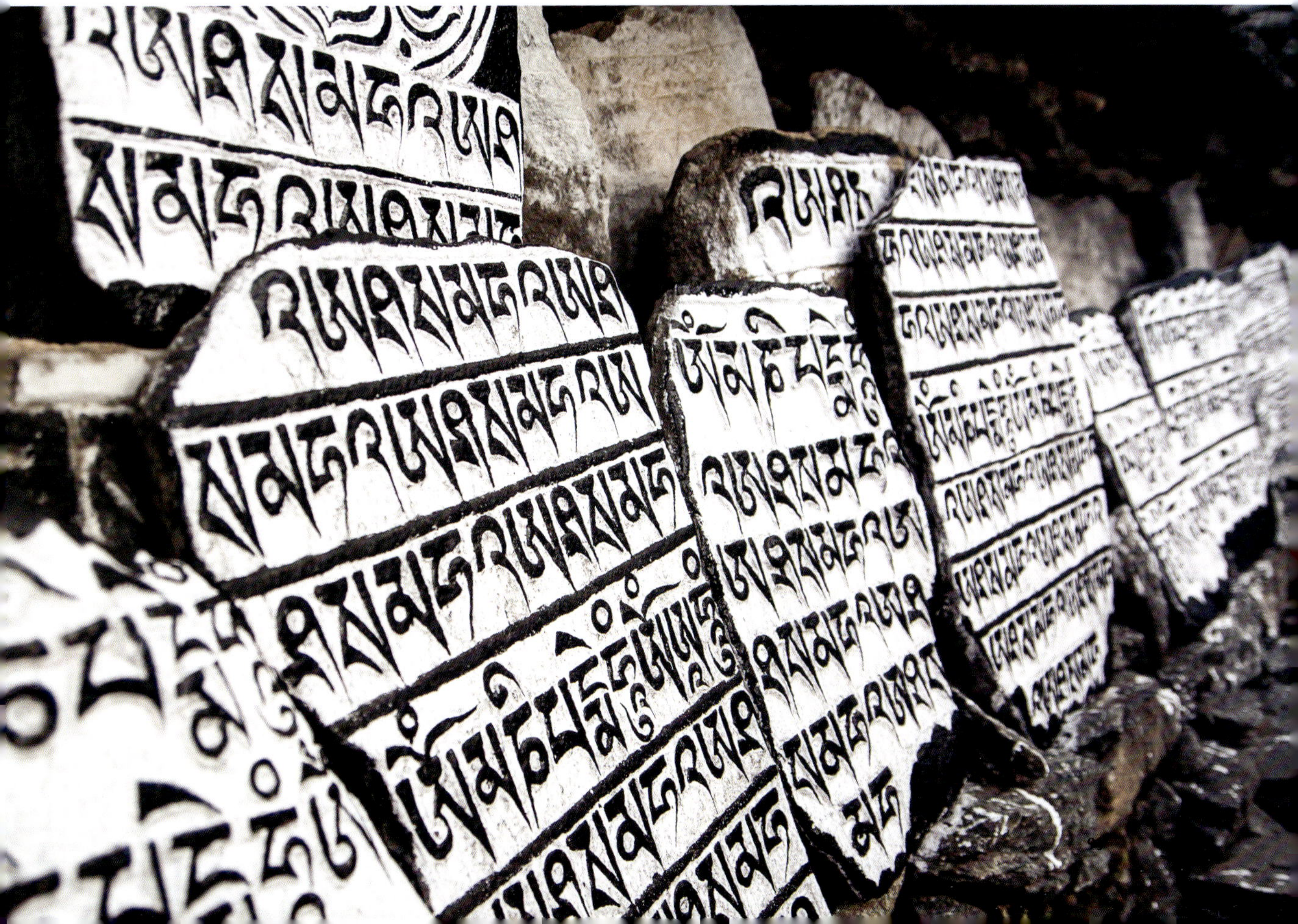

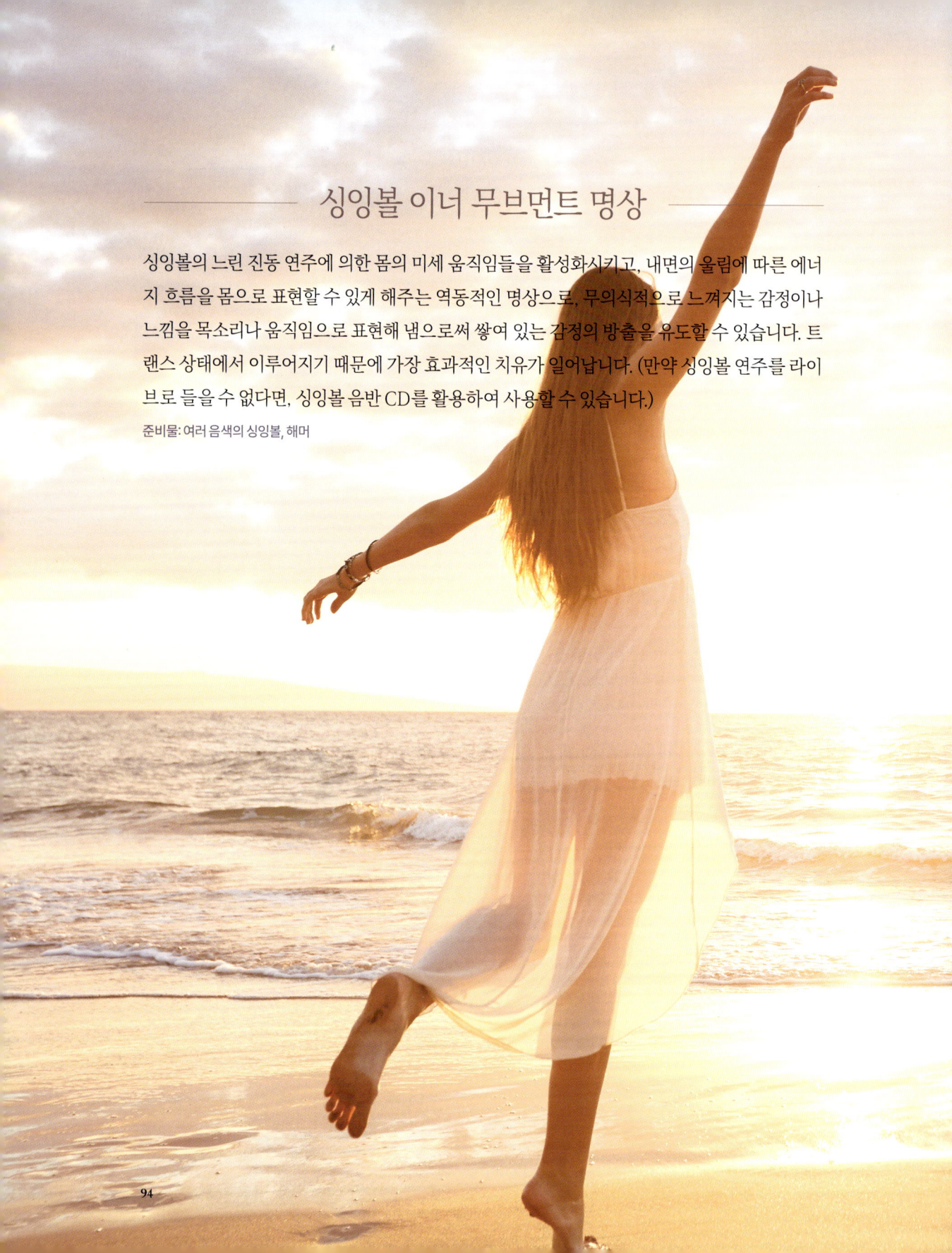

싱잉볼 이너 무브먼트 명상

싱잉볼의 느린 진동 연주에 의한 몸의 미세 움직임들을 활성화시키고, 내면의 울림에 따른 에너지 흐름을 몸으로 표현할 수 있게 해주는 역동적인 명상으로, 무의식적으로 느껴지는 감정이나 느낌을 목소리나 움직임으로 표현해 냄으로써 쌓여 있는 감정의 방출을 유도할 수 있습니다. 트랜스 상태에서 이루어지기 때문에 가장 효과적인 치유가 일어납니다. (만약 싱잉볼 연주를 라이브로 들을 수 없다면, 싱잉볼 음반 CD를 활용하여 사용할 수 있습니다.)

준비물: 여러 음색의 싱잉볼, 해머

STEP 1 이완하기

자, 먼저 편안한 자세를 취합니다. 누워도 좋고 서도 좋습니다. 몸이 나중에 편하게 움직일 수 있는 자세를 취합니다. 10분 정도 천천히 호흡을 하면서 몸을 완전히 이완시킵니다.

 STEP 2 싱잉볼 연주 시작하기

모두 편안한 상태로 이완이 되었다면, 싱잉볼 연주를 시작할 차례입니다. 하나의 싱잉볼을 친 후에 약 6초 정도를 기다렸다가, 다른 음색의 싱잉볼을 치면서 계속해서 화음을 쌓아 나갑니다. 최대한 몸의 감각들에 의식을 둔 채, 싱잉볼의 진동들이 나의 몸에 닿았을 때 어떠한 감각들이 느껴지는지 느껴봅니다. 몸의 감각들이 조금 깨어난다 싶으면 손가락부터 시작해서 미세한 움직임들을 좀 더 활성화시켜줘서 몸 전체로의 몸의 자율 움직임을 일어나도록 허용하며, 자연스럽게 개인의 내면의 흐름에 따라 몸을 천천히 움직이게 도와줍니다. 어떤 소리를 듣다 보면 감정이나 생각이 자연스럽게 떠오를 수도 있습니다. 그 생각에 빠지지 말고, 그것을 그저 움직임으로 바꿔 움직여줍니다. 마음껏 싱잉볼의 멜로디에 심취하여 마음껏 몸이 자연스러운 움직임을 만들어낼 수 있도록 합니다.

 STEP 3 멈춤

띵샤를 한번 치면, 모든 움직임을 그대로 멈춥니다. 자세를 편하게 하기 위해 동작을 움직이지 않습니다. 어떠한 자세라도 그대로 멈춥니다. 잠시 5분 동안 동작이 멈춘 침묵 상태를 경험합니다. 띵샤를 다시 1번 더 치면 완전히 몸을 이완하고, 바닥에 누워 5분 정도 휴식을 취합니다.

 STEP 4 깨어나기

띵샤를 3번 치면 깨어날 준비를 하게 됩니다. 천천히 호흡을 시키면서 의식을 호흡에 집중시킵니다. 손가락, 발가락을 꼼지락 꼼지락거리면서 천천히 몸도 깨워줍니다. 매우 깊게 이완된 상태이기 때문에 바로 일어나면 멍하고 어지러울 수도 있습니다. 잠시 누워서 천천히 깨어날 수 있는 여유를 줍니다. 3-5분 정도 충분히 일어날 준비를 한 뒤 천천히 일어나 앉으면서 싱잉볼 명상을 마칩니다.

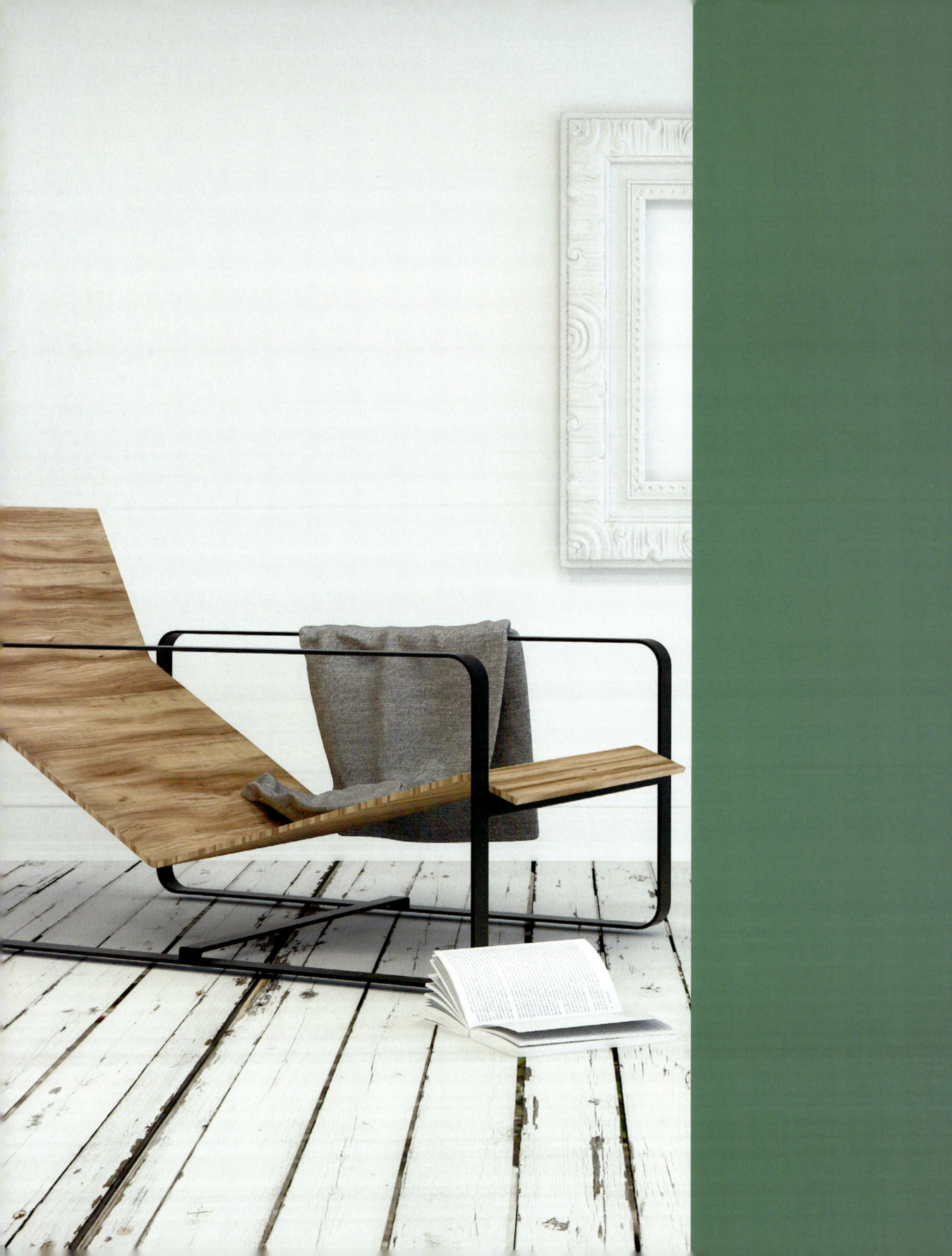

4 | 이완적 삶을 위한 지침

Everyday Mediate!
명상을 생활화 하라

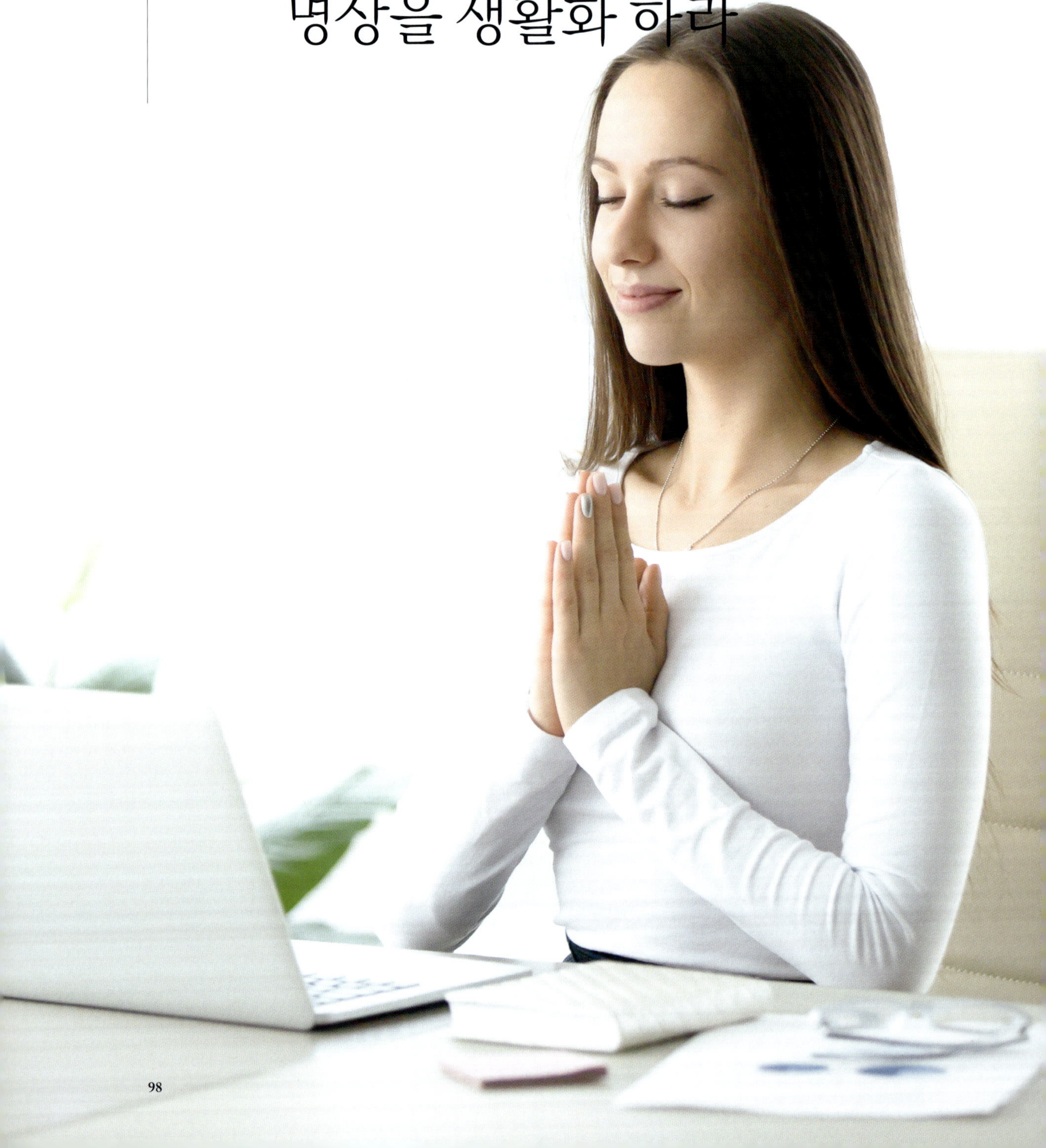

명상은 우리의 마음과 생각을 다스리는 좋은 방법이 됩니다. 명상이 어렵다는 생각을 먼저 내려놓으세요. '매일 한 시간씩 명상을 해야지'와 같은 거창한 결심이 필요하지 않습니다. 실제로 명상을 한 시간이나 지속하고 있다는 것은 명상 지도자에게도 어려운 일입니다. 사소해 보이지만 사실, 매일 5분씩 할 수 있는 잠깐의 명상이면 충분합니다. 매일 아침 일어나 하루를 시작하면서, 혹은 자기 전 하루를 마감하면서 잠시 눈을 감고, 싱잉볼 소리를 들으며 가만히 나에게 집중해 봅니다. 잠시 나에게 의식을 집중하고, 현재 자신의 마음 상태를 챙겨보는 것만으로도 충분합니다. 현재 내 감정이 어떠한 상태인지 느껴보고 깊은 심호흡을 하면서 감정을 호흡과 함께 내쉬어 보세요. 하루 동안 있었던 일들 중 마음에 걸리는 일들을 떠올리면서 가만히 바라봐보세요. 싱잉볼 소리와 함께라면 금방 불편한 마음들이 사그라들 것입니다. 명상이 삶의 일부로 들어올 수 있도록 하루에 5분, 나만의 명상시간을 정해보세요. 평화와 고요한 마음이 우리 삶에 찾아올 수 있을까요? 잠깐의 시간이라도 꾸준히 시작해 보는 명상은 우리의 삶을 놀랍게 변화시켜 줄 것입니다.

5,5,5 명상

하루에 짧게 할 수 있는 5분 명상을 소개합니다. 잠시 눈을 감고 다음의 명상들을 시도해 보세요.
한결 삶의 여유가 생겨나기 시작할 거예요.

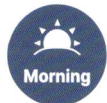
아침에 일어나 눈을 뜨기 전 가만히 5분 동안 내 몸을 느끼면서 천천히 호흡을 해보세요. 하루를 무사하게 다시 시작하게 된 삶에 감사를 하며, 편안한 숨결을 느껴봅니다. 머리부터 어깨, 가슴, 손, 발등을 가만히 의식으로 느끼며 깨어날 준비를 합니다. 몸의 감각들이 살아나면 하루를 시작해 보세요.

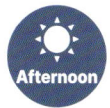
낮은 왕성히 몸을 움직이는 시간입니다. 창문을 열거나, 잠시 밖으로 나가 태양빛을 쬐어보세요. 눈을 감고 몸 가득히 채워지는 태양의 에너지들을 느껴보며, 내 몸의 모든 세포들이 다시 에너지로 충전되는 것을 상상해 봅니다. 5분정도 잠시 에너지를 충전해보면 나머지 오후를 더욱 활기차게 보낼 수 있을 거예요.

샤워한 후 잠자리에 들기 전에 하는 5분 명상입니다. 오늘 하루를 되돌아보며, 마음의 잔상으로 남는 불편한 점, 아쉬웠던 점, 분노했던 점들을 가만히 떠올리면서 천천히 호흡을 하며 그 불편한 기분들을 숨으로 내쉬어보세요. 내쉬는 숨에 몸의 답답한 기분들이 빠져나간다고 상상하면서 계속 숨을 천천히 들이마시고, 내쉽니다. 숨과 함께 마음이 고요해 지면 오늘 하루에서 얻은 교훈 하나를 떠올리며 잠에 듭니다. 불필요한 마음의 응어리들을 해소하고 편안한 잠을 잘 수 있을 거예요!

Allow Me
나를 허용하라

늘 우리는 자기 자신에게 관대한 듯 보이지만, 가장 비관적이기도 합니다. 지금의 나의 상태가 늘 마음에 들지 않습니다. "나는 왜 이리 못생겼지", "난 언제쯤 성공하지", "사람들에게 멋진 사람처럼 보여야 해" 삶의 다양한 순간 속에서 무의식 속 불만족은 우리에게 끊임없이 무엇이 되라고 채근합니다. 우리는 그 불만족이 채워져야만 나에게 만족의 순간이 찾아온다고 생각하지만 실제로는 그렇지 않습니다. 불만족이라 생각하는 그 생각이 잘못된 것이기 때문입니다. 나는 못생긴 것도 아니고, 성공하지 못한 낙오자도 아니며, 멋지지 않은 사람도 아닙니다. 내가 가진 "이래야만 해"라는 강박관념 때문에 우리는 늘 불만족병에 시달리며 살고 있습니다. 이 불만족병에서 빠져나오기 위해서는 우리는 스스로를 허용해야만 합니다. 자신에게 늘 이렇게 이야기해 주세요. "넌 이대로 멋져", "넌 지금도 잘하고 있어"

더 무언가를 해야 한다는 것이 아닌, 지금 이대로를 그대로 허용해 줄 때 우리 안의 마음의 강박감은 사라지게 될 것입니다. 마음의 강박이 사라지게 되면 우리 안의 많은 스트레스들도 줄어들게 되어 있습니다. 세상에서 가장 소중한 스스로에게 허용적인 사람이 되어 보세요.

나를 허용하는 확언

자기 확언은 내가 나에게 주는 메시지입니다. 가만히 다음의 메시지들을 되뇌다 보면,
내 마음의 불만족도 어느새 놀랄 만큼 줄어들어 있을 거예요.

괜찮아. 나는 지금도 충분히 잘하고 있어.
나는 혼자가 아니야. 나를 사랑해 주는 많은 이들이 있어.
나는 할 수 있어.
사랑해. 사랑해. 사랑해.
그동안 참 애썼어. 장하다.
지금은 과정이야. 점점 내 삶은 나은 방향으로 흘러가고 있어.

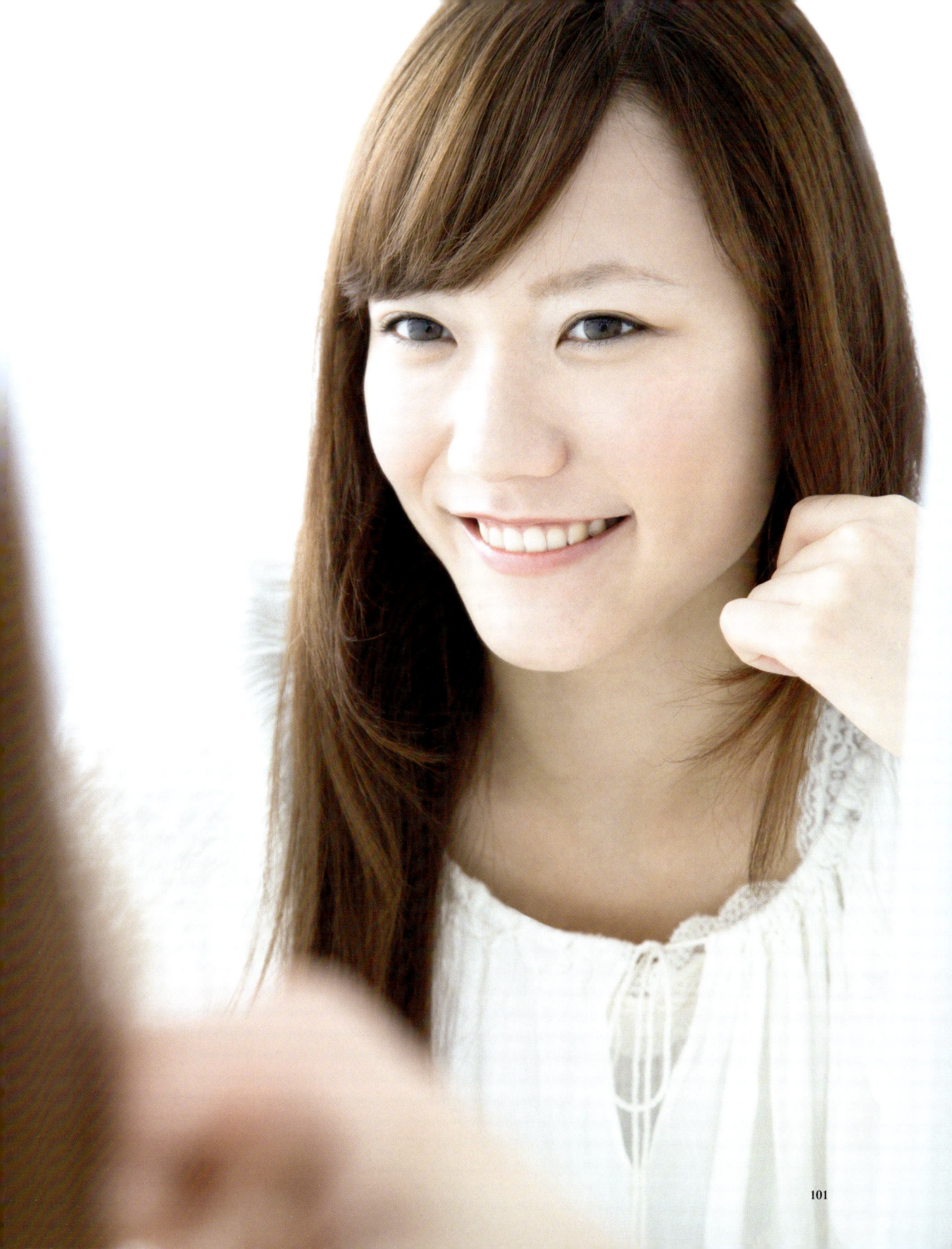

Let my body rest intensively
나의 몸을 열심히 쉬게 하라

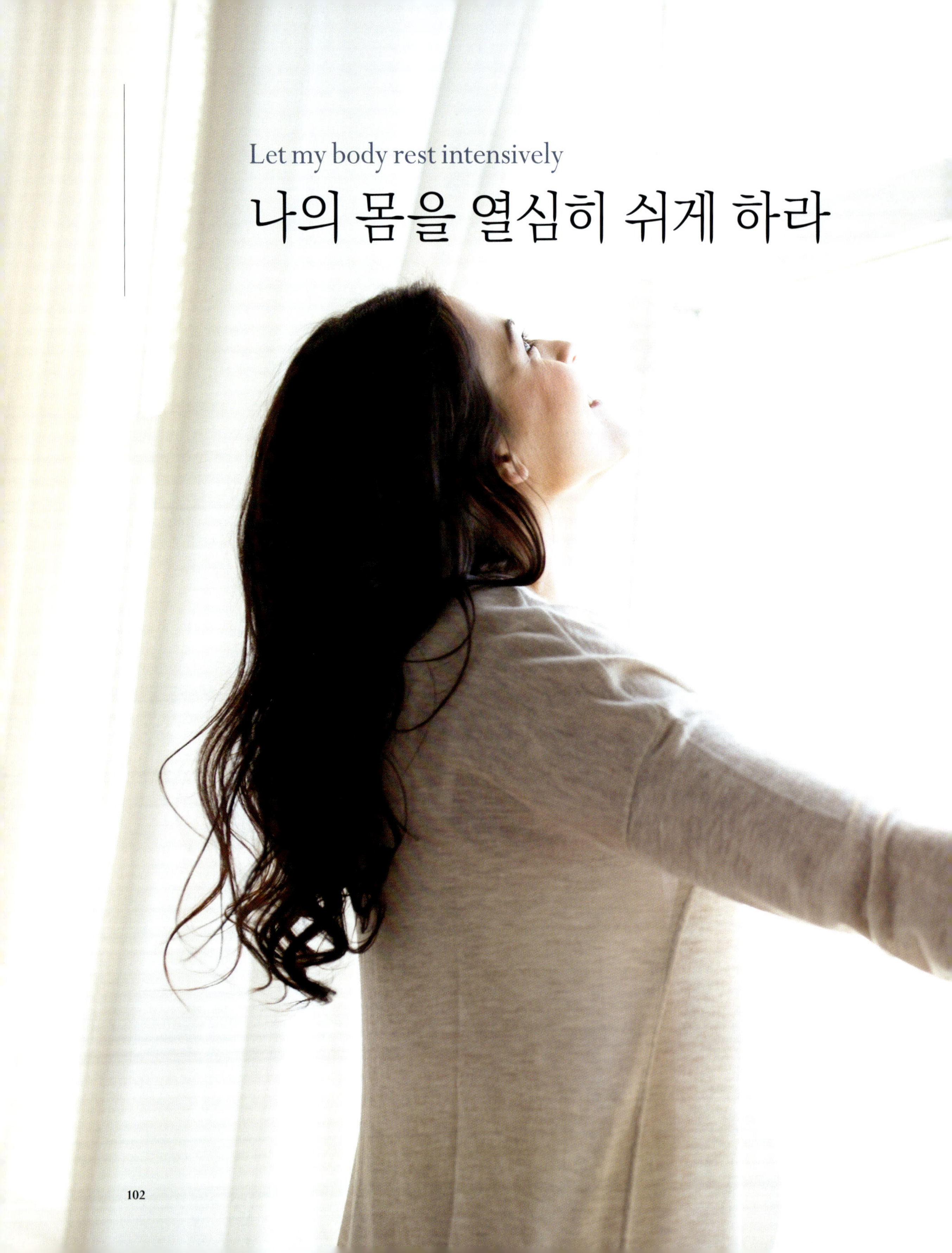

우리는 자신이 아무것도 하지 않고 쉬고 있다는 것에 대해 강박을 쉽게 느낄지도 모릅니다. 하지만 우리는 무언가를 잘 하려고만 했지, 정작 잘 쉬는 방법에 대해서는 관심을 가지려 하지 않습니다. 정말 푹 잘 쉬게 된다면 우리 몸에서 어떠한 일들이 일어나게 될까요? 일상생활 속에 스트레스에 의해 긴장하고 있던 세포들은 휴식의 시간을 갖게 되면서 자기의 자리로 돌아가기 시작할 것입니다. 암에 걸린 사람들이 자연 속으로 돌아가 일상의 일들에서 벗어나 자연 속에서 충분히 휴식을 취했더니 암이 나았다는 사례는 그리 낯설지 않습니다. 우리는 이제는 휴식이 갖는 힘에 대해 주목할 필요가 있습니다. 하루에 7시간 이상은 꼭 내가 온전히 쉴 수 있는 시간을 허용해 주세요. 또한 일과 중간중간에서 10-15분 정도 짧은 휴식들을 허락해 주세요. 흡연자들은 담배를 피우면서 휴식시간을 갖습니다만, 비흡연자들은 이러한 휴식시간에 핸드폰을 보며 시간을 보내기 일쑤입니다. 온전히 아무것도 하지 않는 시간을 허용해 주세요. 내가 뭔가를 열심히 얻으려 노력한 만큼, 쉬는 것도 열심히 한다면 우리의 삶은 훨씬 더 건강하게 변화할 것입니다.

열심히 쉬는 방법

One Hour 한 시간을 일한다면 5-10분은 반드시 아무것도 하지 말고 쉬세요. 핸드폰도 들여다보지 마세요. 모든 행동을 멈추고 잠시 눈을 감고 숨을 쉬는 것으로 족합니다.

One day 잠잘 때는 열심히 아무것도 하지 말고 자세요. 어떤 고민이나 생각도 하지 말아야 합니다. 잠자는 시간은 온전히 내 몸에게 모든 주도권을 주세요. 잠자는 시간에 영어 테이프를 틀어 놓고 무의식에 각인하려는 것은 가장 바보 같은 짓입니다. 몸이 쉴 수 있는 가장 중요한 시간을 방해하는 것입니다.

One Week 일주일에 하루는 온전히 쉴 수 있는 시간을 만들어주세요. 6일 정도 무언가를 하기 위해 애썼다면, 반드시 하루는 열심히 아무것도 하지 말아야 합니다. 그래야 일주일간의 스트레스를 풀 수 있고, 새로운 한 주를 맞이할 수 있습니다.

One Month 한 달에 하루는 침묵의 날을 만드세요. 하루 동안은 아무 말도 하지 말고 고요히 지내 보세요. 삶의 모든 순간들을 객관적이게 바라보게 되며, 성스러움을 느끼게 될 것입니다.

One Year 일 년에 한 번 온전히 아무것도 하지 않는 휴식형 휴가를 보내세요. 산이든 바다든 일상을 떠나 색다른 곳에서 푹 쉬며 열심히 아무것도 하지 마세요. 때론 무언가를 새롭게 경험하는 것보다 쉬는 것의 진정한 가치를 알게 될 것입니다.

Lower-body bathing at the end of the day
하루의 마무리는 반신욕

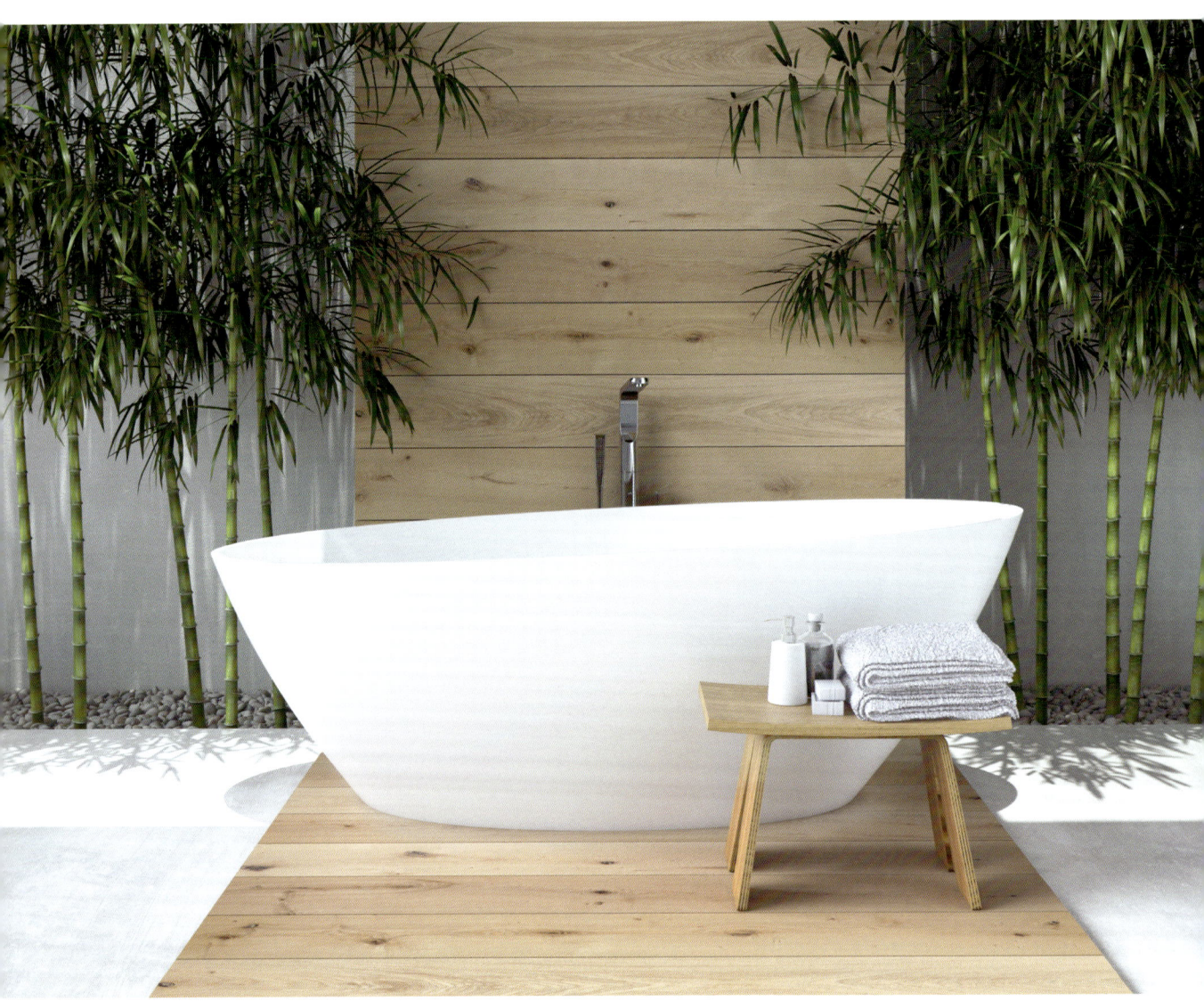

하루 동안 육체적, 정신적 스트레스를 받은 나의 몸은 저녁이 되면 극도로 피곤한 상태가 됩니다. 몸을 단시간에 풀어줄 수 있는 마법은 바로 반신욕입니다. 욕조에 자신의 체온보다 약간 더 따뜻한 물을 받아 몸을 반 정도 넣은 후 잠시 눈을 감고 쉽니다. 몸의 하체를 따뜻하게 만들어주면, 기혈이 열리고 혈액이 순환되면서 몸의 긴장이 풀어지게 됩니다. 머리에 있던 무거운 압도 반신욕을 하게 되면 시원하게 풀리게 됩니다. 스트레스를 많이 받게 되면 머리가 무거워지며, 뜨거워집니다. 요즘은 뇌출혈이나, 고혈압 등으로 사망하는 경우도 많은데, 반신욕은 몸의 순환 문제를 풀어줍니다. 반신욕의 적절한 시간은 약 30분 정도이며, 땀이 송글송글 맺히기 시작하면 몸이 열리기 시작하면서 노폐물이 빠지기 시작한다는 징조입니다. 몸이 순환이 잘 되면, 몸과 마음의 스트레스도 훨씬 줄게 되며, 잠도 잘 오게 됩니다. 반신욕으로 시작하는 홈 스파로 릴렉스한 라이프를 즐겨보세요!

반신욕을 더욱 풍요롭게 더하는 아이템

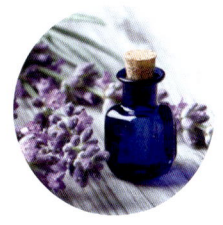

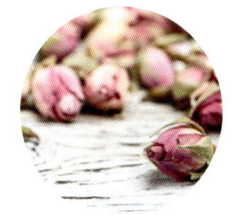

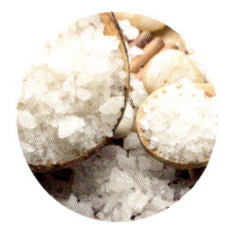

라벤더 아로마 오일

라벤더 오일은 매우 향기로우면서도, 부교감신경을 활성화시켜줘 아로마 오일 중에서도 이완에 탁월한 오일로 알려져 있습니다. 불면증 오일이라고도 불리는 라벤더 오일을 5-10방울 정도 따뜻한 물을 넣은 욕조 위에 떨어트려 보세요. 향기와 함께 시작되는 기분 좋은 힐링 시간이 될 것입니다!

장미차

차 파는 곳에 가면 장미 몽우리 차가 있습니다. 아직 피지 않은 어린 장미들을 차로 마시기 위해 말려놓은 드라이플라워인데요. 장미 몽우리들을 작은 구멍이 뚫린 망이나 티 인퓨저에 넣은 채로 욕조 속에 넣어보세요. 클레오파트라 저리 가라. 은은히 향기로운 장미 목욕을 하게 될 거예요.

사해소금

사해 소금에는 유황과 30여 종이 넘는 풍부한 미네랄이 함유되어 있습니다. 특히 반신욕 시 사해 소금을 같이 넣어주면 삼투압 효과에 의해 몸속 노폐물이 몸 밖으로 빠져나오는 효과가 있습니다. 사해 소금과 함께 하는 디톡스 타임은 어떤가요?

Inaction Nature, the power of the self-operating nature

무위자연, 스스로 돌아가는 자연의 힘

끊임없이 생동하는 자연은 모든 생명 에너지의 원천입니다. 자연(自然)이란, 저절로 이루어지는 모든 존재 상태를 말합니다. 모든 자연물은 누가 가르쳐주지 않아도 스스로 변하고, 어디로 가야 할지, 무엇을 해야 할지를 정확히 알고 있습니다. 우리 인간도 자연의 일부입니다. 하지만 인간이 그동안 만들어 놓은 문명은 자연의 순리를 거스르고, 인간의 편리 위주로 진화해 왔습니다. 그것의 폐단이 현대인들의 바쁜 라이프 스타일입니다. 그 결과 우리는 건강이라는 가장 중요한 것을 잃어버리기 시작했습니다. 한꺼번에 모든 라이프 스타일을 바꾸긴 어렵겠지만, 우리가 자연의 일부이며, 자연을 떠나서 살 수 없다는 대명제를 잊지 말아야 합니다.

우리 안에는 스스로를 치유하는 위대한 자연치유 시스템이 존재하며, 우리가 스스로에게 이러한 시스템이 원래 있었다는 것을 기억한다면, 자연치유 시스템은 다시 작동하기 시작할 것입니다. '목적 지향 중심의 삶' 대신 '나'에게 좀 더 관심을 기울이며, 내게 적절한 쉬는 시간과 양질의 영양분을 공급해 준다면, 우리의 몸은 다시 스스로 작동하기 시작할 것입니다. 시간이 나면 자연 속에 머물면서 자연의 거대한 힘을 느껴보세요. 그리고 자연이 우리에게 주는 메시지를 느껴보세요.

무위자연 無爲自然
"애쓰지 않아도 저절로 이루어진다"

잊지 마세요. 조급하고 긴장된 삶 속에서 잠시 우리 삶의 찰나 속의 풍요로움과 부족하지 않은 나를 다시 돌아볼 시간을 가진다면, 여러분들의 삶은 훨씬 더 여유로워지고, 건강해질 것입니다. 그것이 명상이 여러분에게 전하는 삶의 선물인 것입니다. 명상을 삶과 함께 즐겨보세요. 새로운 삶이 시작됩니다.

Professional Singing Bowl Communities
싱잉볼 전문 커뮤니티

젠힐링샵
국내 최다 싱잉볼 전문샵으로 싱잉볼을 소리 등급으로 나누어서 판매하고 있으며, 프리미엄 등급의 싱잉볼을 보유하고 있습니다. 오프라인 매장에서는 직접 싱잉볼의 소리를 듣고 자신만의 싱잉볼을 고를 수 있습니다.
www.zenhealingshop.co.kr

젠테라피 네츄럴 힐링센터
공인 싱잉볼 힐링 전문가와 싱잉볼 명상 지도자 자격을 얻을 수 있는 전문 수련센터로 다양한 싱잉볼 명상 프로그램을 체험해 볼 수 있습니다.
www.zentherapy.co.kr

(사)한국싱잉볼협회
싱잉볼을 전문적으로 배운 싱잉볼 힐링 전문가와 싱잉볼 명상 지도자 커뮤니티로, 싱잉볼에 관련된 자료와 자격증 안내, 국내 싱잉볼 전문가 리스트를 확인할 수 있습니다. 협회 지부에 방문하시면 싱잉볼 힐링 및 싱잉볼 명상을 경험하실 수 있습니다.
www.koreasingingbowl.com

싱잉볼 명상을 전문적으로 배우기를 원하시는 분들은 (사)한국싱잉볼협회에서 주관하는 싱잉볼 명상 지도자 코스에 참여할 수 있습니다. 체계적인 싱잉볼의 원리와 싱잉볼 명상 지도법을 배우고 수련하실 수 있습니다. 자세한 안내는 홈페이지를 참조해 주세요.

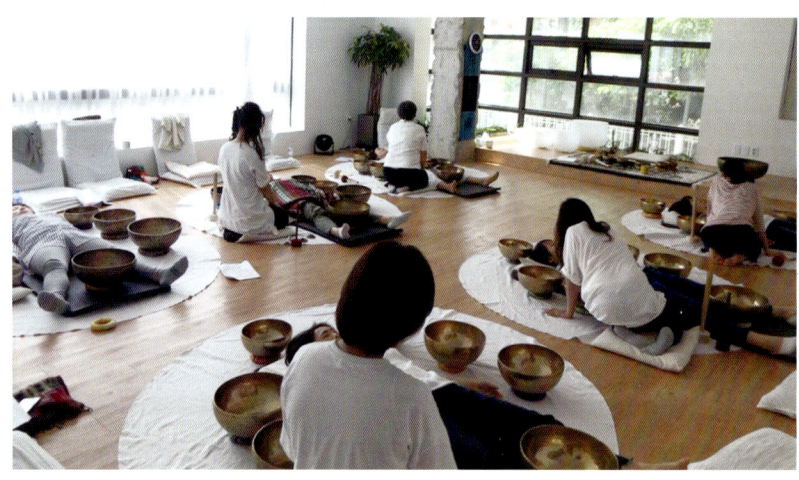

Singing Bowl Music
싱잉볼 음악

싱잉볼 명상을 집에서 혼자 하실 때 들으시기 좋은 싱잉볼 연주 음악입니다. P86의 싱잉볼 뮤직 테라피를 하실 때 틀어 놓으면 좋습니다. 싱잉볼 연주는 풍부한 싱잉볼의 진동들에 의해 연주가 된 슬로우 뮤직입니다. 듣는 것만으로도 명상 상태에 쉽게 들어갈 수 있으며, 자연치유가 일어납니다. 싱잉볼 음반을 감상하실 때는 반드시 진동을 출력할 수 있는 다이내믹 스피커를 이용하여 감상하시길 바랍니다.

티벳 싱잉볼 차크라 힐링 뮤직
깊은 내면 속으로 (Deep Inside) / 아티스트 : 천시아

432hz로 튜닝된 차크라 싱잉볼 세트로 연주되는 완벽 하모니의 싱잉볼 연주는 듣는 이로 하여금 깊은 이완과 쉼, 내면의 여행으로 인도를 하게 됩니다. 이 음악은 곡 전체가 하나의 세션으로, 스스로의 무의식 여행을 할 수 있도록 제작되었습니다. 하나하나의 트랙들은 각각의 테마를 가지고 있으며, 내면의 기억들을 건드리고 떠오르게 하며, 정화를 시켜줍니다.

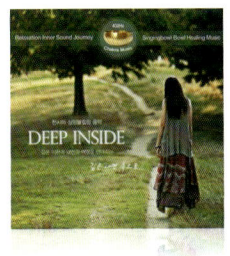 

크리스탈 싱잉볼 힐링 뮤직
치유의 빛 (The Light of Healing) / 아티스트 : 천시아

크리스탈 싱잉볼 음악은 영혼과 내면의 치유의 멜로디입니다. 천연 원석 중 마스터 힐러라 불리는 백수정이 가진 강력한 정화의 파동과 싱잉볼이 만들어 내는 특별한 소리가 담긴 이 음반은 그 자체가 완전한 치유의 소리입니다. 백수정의 소리는 가장 높은 차원의 빛의 소리이며, 치유의 에너지입니다. 오직 순수한 백수정이 일으키는 높은 차원의 파동은 우리 몸의 탁한 에너지를 정화하며, 더 높은 차원의 순수의식 상태로 우리를 이끌어 줍니다.

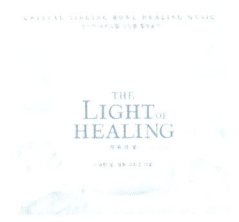 

※QR코드 스캔을 하시면 음반의 첫 번째 트랙을 들어보실 수 있습니다.

※쿠폰을 잘라서 (사)한국싱잉볼협회의 지부에 방문하시면 싱잉볼 명상을 무료로 1회 체험해 보실 수 있습니다.

1 Free Coupon — 독자를 위한 무료 싱잉볼 명상 체험권

현대인들의 스트레스와 긴장 이완을 위한

싱잉볼 명상

The Singing Bowl Meditation For
Relaxation of Modern Stress and tension

1판 1쇄	2018년 5월 15일
2판 1쇄	2022년 1월 11일
지은이	천시아
펴낸곳	젠북
디자인	김혜령
출판등록	2013년 4월 17일 제2013-000003호
주소	서울시 강남구 삼성동 146-7, 2층
전화	02-722-8420
이메일	zenbooks@naver.com
ISBN	979-11-950729-7-2

이 책은 저작권법에 따라 보호를 받는 저작물이므로 무단 전재와 복제를 금합니다.
잘못된 책은 바꾸어 드립니다. 책 값은 뒤 표지에 있습니다.

이 도서의 국립중앙도서관 출판예정도서목록(CIP)은 서지정보유통지원시스템 홈페이지(http://seoji.nl.go.kr)와
국가자료공동목록시스템(http://www.nl.go.kr/kolisnet)에서 이용하실 수 있습니다.
(CIP제어번호 : CIP2018014622)